知的生きかた文庫

免疫力を上げる食べ物の組み合わせ

増尾　清

三笠書房

悪い組み合わせ例

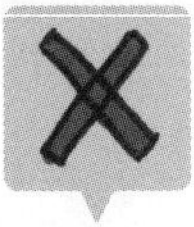

干物

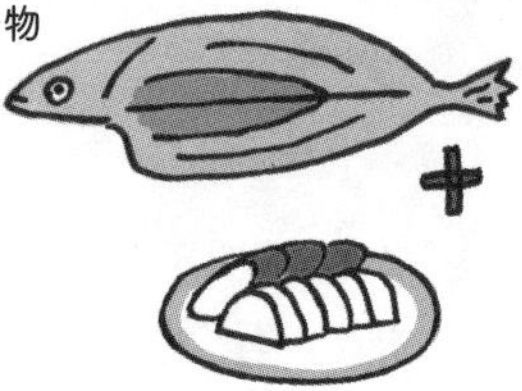

漬物

発がん性物質
発生の恐れが!

➡ 76 ページ

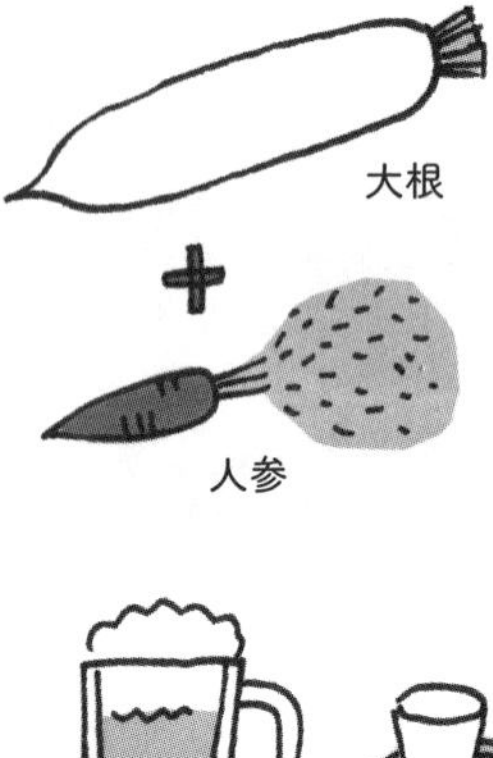

大根

人参

ビタミン C を酸化 !?

➡ 80 ページ

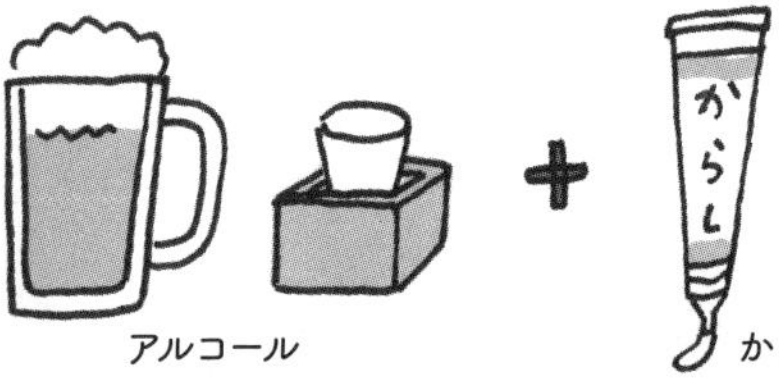

アルコール

からし

じんましんや湿疹に要注意!

➡ 79 ページ

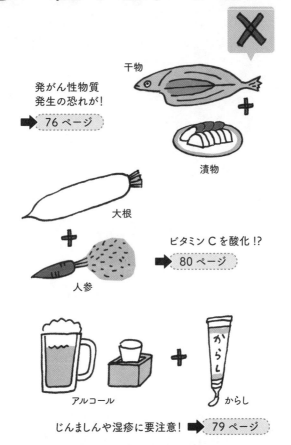

体に/よい組み合わせ

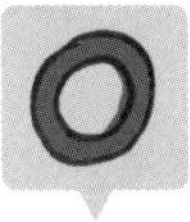

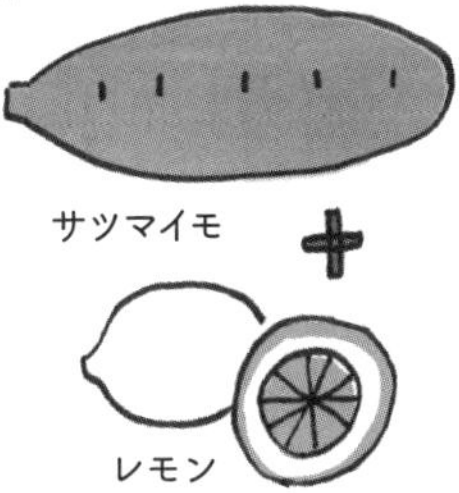

ビタミンCをプラスして
デトックス！

➡ 71 ページ

良質タンパク質で
免疫力アップ！

➡ 67 ページ

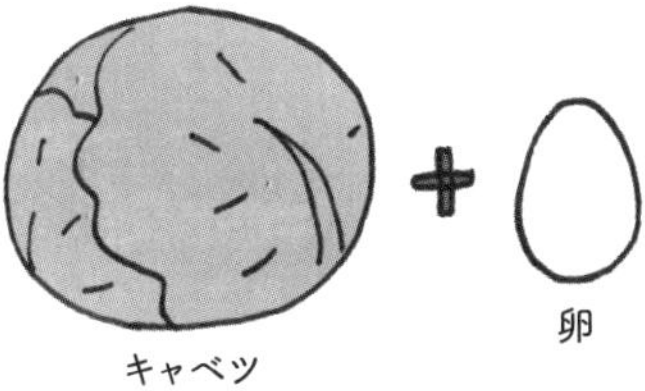

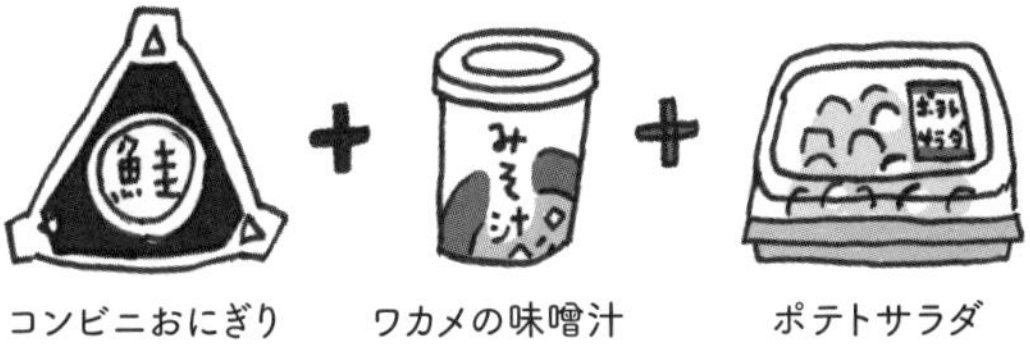

ビタミンCと食物繊維が添加物を排出！ ➡ 102 ページ

はじめに

92歳の今も元気な私（著者）の秘訣
この1冊を読めば「健康長寿」は確実です！

ある日の早朝、私は救急車で東京医療センターに運びこまれ、そのまま入院しました。ひどい咳《せき》と痰《たん》、40度の熱、呼吸困難という深刻な症状……病名は「肺炎」でした。医師は、集中治療室で意識のない私を診て、90歳を越えてこの症状だと、過去の経験から回復はおそらく難しいだろう、病院を出るときは「仏様《ほとけさま》」だと思っていたそうです。

ところが1週間後、私はすっかり回復し、しかも元気に自分の足で歩いて退院。退院後もちょっとした不調はあっても、今までと変わりなく生活しています。耳が遠くなることもありませんし、外出も毎日の晩酌も楽しんでいます。このように執筆もしています。

医師も看護師も、重い肺炎からのこの奇跡の生還に驚嘆していました。同時に、どういう食事をすればこれほどの体力がつくのかと、私は質問攻めにあいました。

私は日頃から、サプリメントや健康食品に頼ることはありません。少しは食の安全に気を配っていますが、では普段の食事のどういう点が、強い体力と関係していたか。あらためて探求した結果、いくつかの点に気づきました。材料の選び方や有害物質を排除する調理前の下ごしらえ、そして、下ごしらえに加え、免疫力を高める「食べ物の組み合わせ」の重要性です。

本書は、私自身のこの経験と長年の研究をもとに、食事によって、一生健康にイキイキと過ごすための秘訣をまとめたものです。

今、多くの方に「どんなふうに人生最期の日を迎えたいですか？」と聞いてみると、皆さん「苦しまず、周囲にあまり迷惑をかけずに、ポックリ死にたい」と言われます。直前までピンピンしていて、コロリといく、いわゆる、「ピンピンコロリ」が理想のようです。苦しまずにポックリいくには、やはり「健康長寿」、すなわち体力が大前提となります。

私は東京都消費者センター試験研究室長時代から、自宅の実験室でも食べ物の除毒・解毒の実験・研究をし、食と健康の関係性を追究してきましたが、今回の自分の奇跡の生還体験で、それが一層、確信できるようになりました。

食事に気を配るようになると、これまで気にしてこなかったことが気になってくるかもしれません。でも、あまり堅苦しく考え過ぎないでください。あくまでできる範囲で構いません。柔軟な姿勢でよいのです。私も、コンビニエンスストアやスーパーで買った食品を食卓に並べるし、居酒屋にも仲間と行って楽しんでいます。

大事なのは、無理なく続けること。食事を楽しむことは毎日の人生を楽しむことにつながります。

本書が、「健康長寿」を目指す多くの方々に少しでもお役に立てば、こんなに嬉しいことはありません。

増尾　清

もくじ

1章

体に毒をためないシンプルな方法

2章

免疫力アップ――食材の組み合わせの妙味！よい組み合わせ・悪い組み合わせ

3. 食材の成分から見た「悪い組み合わせ」

3章

外食、コンビニ弁当、加工食品……毒を取り除く安全な食べ方

4. 外食でこのメニューにはこれをプラスして！

4章

毒を消す！　下ごしらえの基本

5章 日本の伝統食・和食は最強の「組み合わせ献立」

本文イラスト 祖父江ヒロコ
編集協力 樋口由夏

1章

体に毒をためないシンプルな方法

1 免疫力アップで不調をはね飛ばす！

なんとなくだるい、疲れがとれない、風邪をひきやすくなった。でも歳だから仕方がない……そんなふうに思っていらっしゃる方も多いかもしれません。もちろん加齢による心身の衰えはありますが、不調の原因はそれだけではありません。

私たちのまわりには体に悪影響を与えるものが多くあります。**大気や土壌の汚染、ストレス、たばこや酒などの嗜好品《しこう》や食品に多く含まれる添加物など**。そのどれもが呼吸などから体内に入り、体をサビつかせる「活性酸素」となり、不調や病気から守ってくれる免疫力の低下など、私たちの体に悪い影響を与える原因となっているのです。

私は東京都消費者センター試験研究室に在籍し、食品に含まれる添加物、そしてそれが体に及ぼす影響などを長く研究してきました。そして、汚染などの環境は簡単に変えられないとしても、ふだん口にする「食」を見直し、食材の除毒・解毒をすることによって私たちの体に活力を取り戻せることがわかったのです。

悪いものを取りこまない体になる！

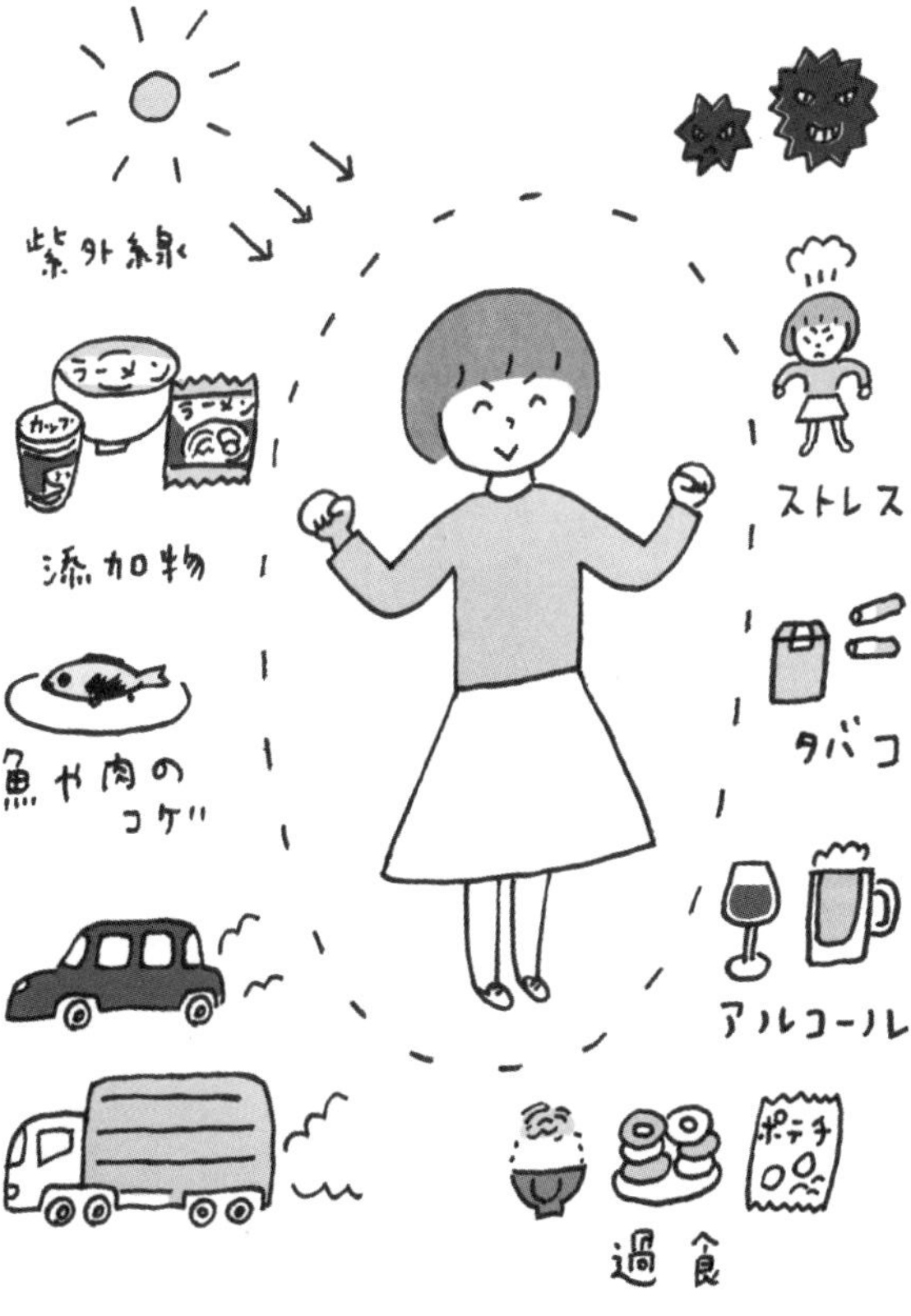

2 4つのステップで病気に負けない体を作る！

とはいえ、食の不安を解消するなんてそう簡単にできることではないのでは？ と思う方もいるかもしれませんね。しかし、私が本書でお伝えしたいのは、とてもシンプルなことです。

食べることは体に必要な栄養をとり、細胞の新旧の入れ替えをしているのと同じこと。私たちの体は毎日食べる、食べ物でできているのです。よって、普段のちょっとした心がけで、活性酸素をはじめとする有害物質の多くを軽減することができ、体が正常に機能することで免疫力もアップ。それがひいては生活習慣病をはじめとする病気を防ぐことになるのです。そこで、添加物など食の不安を解消するために、次の4つのステップを意識して心がけることをおすすめします。

詳しくは本書でたっぷりお話ししていきますが、まずはそれぞれのステップのポイントを頭に入れておきましょう。

ステップ1　安全性の高い食材を選ぶ

産地や栽培者の名前を確認し、旬のものを信頼できる店で買うこと。ただし、続けなければ意味がないので、日々の生活の中で実践できることを無理なく続けましょう。

↓

ステップ2　下ごしらえや調理の仕方で除毒する

食材を選んだだけですべての不安を取り除くことは不可能です。「洗う」「ゆでる」「アクを取る」などの料理の下ごしらえの基本を実践することで、有害物質を除去できます。

↓

ステップ3　食材の組み合わせなど食べ方を工夫して解毒する

万が一有害物質が体内に入ってきても、食べ方を工夫することで有害物質を減らす、つまり解毒することが可能です。たとえば有害物質を体外に排出しやすい食材や栄養素をとる、解毒効果の高い食べものの組み合わせを利用するなどの方法があります。

↓

ステップ4　免疫力を上げる食事をする（日々の食事で丈夫な体を作る）

最後のステップは、有害物質が体内に取りこまれても、それに負けない丈夫な体を作る食事＝免疫力をアップさせる食事をすること。体が喜ぶ食事をとり、少々のことではビクともしない、健康な体を作りましょう。

この4つのステップで不安も解消！

Step 1

安全性の高い食材を選ぶ

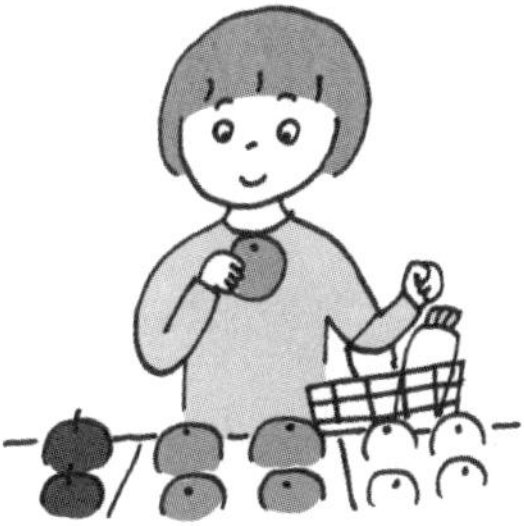

Step 2

下ごしらえ、調理法で除毒

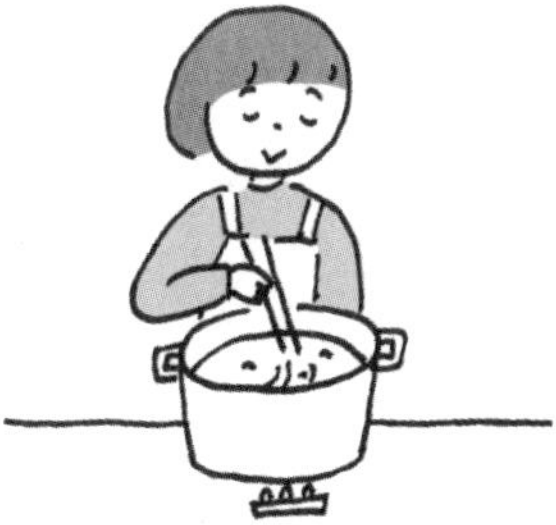

Step 3

組み合わせを工夫

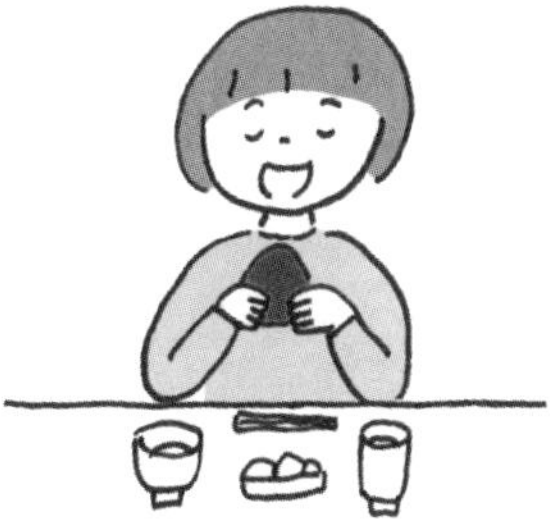

Step 4

バランスよく免疫力アップの食事をする

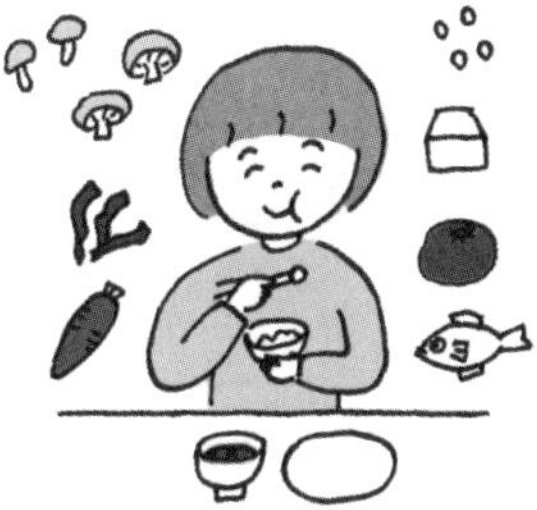

③ 万病の元、「活性酸素」を減らせ!

「活性酸素」とは、18ページでふれたように呼吸などによって体内に入った酸素が電子構造的に変化して、細胞などを強く酸化させる酸素のことをいいます。

必要量までは善玉で、体に必要なものなのですが、**大量になると悪玉活性酸素に変わります**。

活性酸素が大量発生し、悪玉活性酸素に変わると、がん、動脈硬化、白内障、認知症、糖尿病、肝炎、アトピー性皮膚炎などのあらゆる病気のリスクを高めるだけでなく、シミ・シワなど老化にも深く関わるといわれています。

活性酸素を大量に発生させてしまう原因には、次のようなものがあります。

・食べものをエネルギーに変えるとき
・ストレスをためたとき

・紫外線を大量に浴びたとき
・激しい運動で酸素をたくさん吸ったとき
・農薬や食品添加物などが体内に入ったとき
・大気汚染物質を吸いこんだとき
・タバコを吸ったとき
・アルコールを摂取したとき
・体に炎症を起こしたとき
・OA機器や携帯電話、電子レンジやテレビなどの電磁波を受けたとき

これらを見ると、現代の生活ではこの「活性酸素」を大量発生させないことは難しいでしょう。しかし、これを減らせる3つの栄養素があるとしたら？

では、この「活性酸素」をどのようにして減らすことができるのか、次の項で説明しましょう。

4 「スカベンジャー（掃除をする人）食事法」が「活性酸素」を一掃する

できれば大量発生させたくない「活性酸素」。でも、どんなに日常生活や食事に気をつけたところで、私たちをとりまく環境で、活性酸素の発生を適量でおさえることはなかなかできません。

「悪玉活性酸素」の害を防ぐには、まず、タバコやお酒を控え、ストレスをためないようにするなど、活性酸素が発生しにくい体内環境を作ることが大切ですが、もう一つ、この「悪玉活性酸素」を減らす方法があります。それは、体内に発生してしまった余分な活性酸素（悪玉活性酸素）を掃除してくれる食材や、抗酸化効果を持つ食材を効果的に組み合わせて食べることで、活性酸素のリスクを減らす方法です。

そして長年、試行錯誤を重ねた上でたどり着いたその方法こそ、「スカベンジャー食事法」なのです。

スカベンジャーとは「掃除をする人」という意味で、活性酸素を消す抗酸化物質のことです。これを大きくわけると、体内で作るもの（酵素）と、食べ物から摂取するものになります。そして、スカベンジャーが悪玉の活性酸素に対抗する強い味方となって、体内の余分な活性酸素を一掃する効果を「スカベンジャー効果」といいます。

この「スカベンジャー効果」をもたらすものには、次の３つがあります。

①スカベンジャー酵素
②スカベンジャービタミン
③スカベンジャー成分

それぞれについて説明していきましょう。

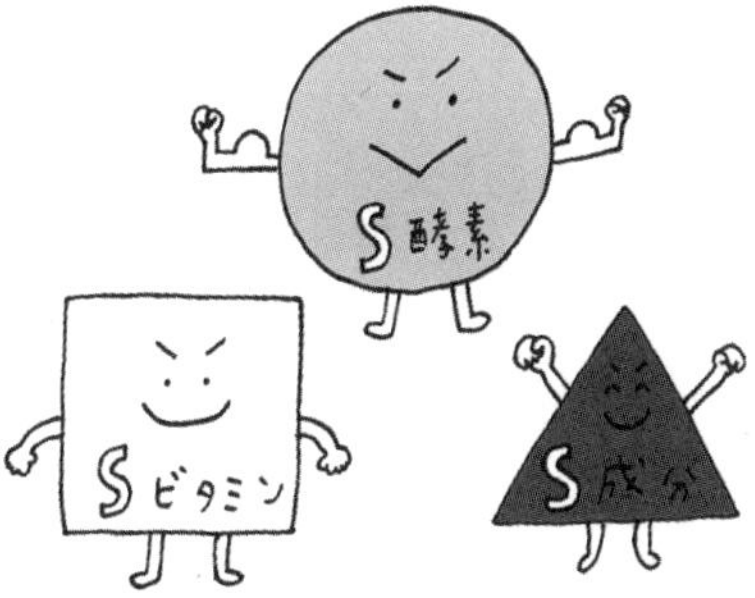

①スカベンジャー酵素

体内で活性酸素と結びついて、害のない物質に変化させてしまうのがスカベンジャー酵素です。

スカベンジャー酵素のおもなものは次の3つ。

- ・SOD＝良質タンパク質＋マンガン・銅・亜鉛
- ・カタラーゼ＝良質タンパク質＋鉄
- ・グルタチオンオキシターゼ＝良質タンパク質＋セレン

これらは3つとも、食品には含まれていない物質で、体内で合成されるもの。これらの酵素を増やすには、良質のタンパク質とミネラル類を組み合わせてとる必要があります。

そもそもタンパク質はどういう働きをしているのでしょうか。タンパク質は、体内で合成できない9つの必須アミノ酸と11の非必須アミノ酸の20種類のアミノ酸がさまざまな形で組み合わさって構成されており、皮膚や内臓、血液などを作るもととなるだけではなく、脳神経機能を調整したりと、生きていく上で絶対に欠かせない栄養素です。

では、タンパク質の中でもスカベンジャー酵素を作り出すために必要な、良質なタンパク質とはいったいどのようなものなのでしょう。

そこで登場するのが「アミノ酸スコア」です。アミノ酸スコアとは、栄養価を化学的に示す数値で、必須アミノ酸の含有バランスのことです。この数値が１００に近いほど良質なタンパク食品となります。

スカベンジャー酵素は、この良質のタンパク質を原料に、補酵素となるミネラル（マンガン・銅・亜鉛・鉄・セレン）を含んだ食材を合わせて食べることによって、合成されるということになります。

次ページに具体的な食材とともにまとめましたので参考にしてください。

・スカベンジャー酵素を作る原料となる良質タンパク質の食材

牛肉、豚肉、鶏肉、卵、牛乳、アジ、イワシ、カツオ、カレイ、キンメダイ、サケ、サバ、サワラ、サンマ、シラス干し、タイ、タチウオ、タラ、ブリ、マグロ、ワカメ、油揚げ、納豆、おから、豆乳、かまぼこ（でんぷんなしのもの）、クリーム、ヨーグルト、プロセスチーズ、削り節など

＋

・補酵素ミネラル（マンガン・銅・亜鉛・鉄・セレン）をすべて含んだ食材

青じそ、明日葉、あさつき、エシャロット、枝豆、オクラ、カリフラワー、グリーンアスパラガス、ゴボウ、ゴマ、パセリ、アサリ、カキ、ホタテ、ワカサギ、青のり、油揚げ、高野豆腐、茶、豆腐、干しのり、干しひじきなど。

＝スカベンジャー酵素が合成される

②スカベンジャービタミン

スカベンジャー酵素だけでは、体内の活性酸素の毒を消し去ることはできません。次に必要となるのがスカベンジャービタミンで、具体的には**ビタミンA、B_2、C、E を含む食材**を多くとるようにします。

・スカベンジャービタミンを多く含んだ食材

青じそ、あさつき、明日葉、枝豆、西洋カボチャ、クレソン、小松菜、キヌサヤ、大根の葉、ニンニクの芽、干しのり、パセリ、ブロッコリー、ホウレンソウ、モロヘイヤなど。

③スカベンジャー成分

スカベンジャービタミンと同様に、活性酸素を消去するのがスカベンジャー成分です。「各種ポリフェノール」「キサントフィル」「クルクミン」「グルタチオン」などがこれにあたります。スカベンジャー成分も体内でほとんど生成することができないため、食べ物で補う必要があります。

スカベンジャー成分はいろいろな食材から摂取できます。本書で紹介する食材の「組み合わせ」でスカベンジャー効果を最大限に活かしましょう。

・スカベンジャー成分を含んだ食材

◆各種ポリフェノール
茶(カテキン)、大豆、ミカン、コーヒー、ココア、赤ワイン、ブルーベリーなど

◆キサントフィル
カボチャ、サケ、イクラ、卵黄など

◆クルクミン
カレー粉など

◆グルタチオン
ブロッコリー、ホウレンソウなど

5 「免疫力」がアップすることで毒素も撃退できる！

スカベンジャー効果で悪性活性酸素をおさえたら、次に考えたいのが「免疫」です。「免疫」とは、体内でウイルス感染や活性酸素によって起こる健康被害、細胞のがん化などを監視し、それを防ぐシステムのことをいいます。つまり、免疫力があれば、たとえ有害物質が体内に入ったとしても、それに打ち勝つことができるのです。

免疫力は年齢とともに落ちると考えられていますが、食事によってアップさせることもできます。この項では、免疫力、ひいては体力もアップさせる6つの方法を紹介しましょう。

①バランスのいい食事をとる

体によいといわれているものでも、同じものばかり食べていると栄養バランスに偏りが出てきてしまい、摂取したエネルギーを十分に活用できません。基本に立ち返って、いろいろな食品をバランスよく食べることがとても大切です。

②アミノ酸スコア100の良質のタンパク質を毎日食べる

免疫力をアップさせるには、各種アミノ酸が必要です。前述したアミノ酸スコアが高い良質なタンパク質は、悪玉を排除するスカベンジャー酵素の材料として不可欠です。毎日食事に取り入れましょう。

③ファイトケミカル食品を1日3品目以上食べる

免疫の主役は、血液中の白血球です。5大栄養素（糖質・脂質・ビタミン・ミネラル・タンパク質）に加え、第6の栄養素である食物繊維に続いて第7の栄養素と呼ばれているファイトケミカルは白血球（善玉活性酸素の司令官）を増やし、働きを活性化させる成分です。

「Phyto（植物）」に由来する成分で、植物が紫外線や虫などの害から自身を守るために自ら作り出した化学成分といわれ、大豆イソフラボンやβ《ベータ》－カロテンをはじめ、その数は何千種類もあり、がん抑制や発がん性物質の無毒化などの効果もあります。

ファイトケミカルを多く含む食材

食材名	おもなファイトケミカル成分
枝豆	大豆イソフラボン
カブ	イソチオシアネート
カボチャ	β-カロテン
カリフラワー	アリルイソチオシアネート
キャベツ	アリルイソチオシアネート、インドール
キュウリ	ピラジン、ククルビタシン
ゴマ	セサミン、セサミノール
小松菜	β-カロテン、クロロフィル、アリルイソチオシアネート
ゴボウ	クロロゲン酸、イヌリン、リグニン
サツマイモ	クロロゲン酸
サヤインゲン	β-カロテン
シソ	α-リノレン酸、アントシアニン(赤ジソ)、ロズマリン酸
ジャガイモ	クロロゲン酸
セロリ	ピラジン、フラボン
大根	メチルメルカプタン
大豆	イソフラボン、サポニン
玉ネギ	アリシン、フラボノール
トマト	リコピン
茄子	ナスニン、アントシアニン、クロロゲン酸
人参	β-カロテン、α-カロテン
白菜	インドール
ブロッコリー	スルフォラファン
緑茶	カテキン

④キノコ類を1日1品目以上、できるだけ毎日食べる

キノコ類には、免疫力を高める多糖類のβ－グルカンが含まれています。シメジ、椎茸、舞茸、エノキ茸、ナメコなど、どれか1品を毎日メニューに加えるようにしましょう。とくに舞茸には、免疫力アップに効力のあるD－フラクションという成分が含まれていておすすめです。

⑤海藻・ヌルヌル野菜のうち1日1品目以上、毎日食べる

昆布、ワカメ、モズクなどのヌルヌル成分には、免疫力を高める多糖類のフコイダンが含まれています。とくに昆布には、がん細胞の自己消滅を誘導する作用のあるU－フコイダンが豊富に含まれています。

ヌルヌル野菜のオクラ、モロヘイヤ、山芋、里芋、ジュンサイなどにはムチンという免疫力を高める成分が含まれています。

人の粘膜の表面はこのムチンで覆われていて、私たち人間を守ってくれています。また、里芋には免疫力を高め、がん細胞の増殖を防ぐガラクタンという成分が多く含まれています。

⑥発酵食品を毎日食べる

ヨーグルトのビフィズス菌、ぬか漬けの植物性乳酸菌、納豆、味噌などの発酵食品に含まれるアミノ酸のアルギニンは、免疫力アップには欠かせない栄養素です。ヨーグルトには抗変異原性（発がんの原因となる細胞の突然変異を抑制する）を高めるプロバイオティクスの善玉菌も含まれています。

納豆に含まれるアルギニンは免疫力を高め、ナットウキナーゼは血栓を溶解する効果もあります。味噌に含まれるフラボノイドは乳がんや肝臓がんの発生を抑制する働きも認められています。

このように発酵食品には私たちの体を健康に導く栄養素がたくさん含まれているのです。

それでは、以上の6つの方法を踏まえ、次章から免疫力を上げる組み合わせ、栄養バランスの悪い組み合わせを説明していきましょう。

2章

免疫力アップ——食材の組み合わせの妙味！よい組み合わせ・悪い組み合わせ

1 これだけは覚えておきたい！免疫力アップの「昔ながらの食事メニュー」5種

食材選びや4章で詳しく説明する、洗う、ゆでるなどの下ごしらえが「除毒」だとしたら、食材同士の組み合わせは有害な物質を体外に排出する「解毒」といえるでしょう。

「除毒」に加えて「解毒」を行うことによって、毎日の食卓がより安全に近づきます。組み合わせといえば、日本には5章で説明する、昔ながらの伝統的な献立がありま す。ここでは、さまざまな食材の組み合わせとして、今すぐできる昔ながらの食事の基本の組み合わせを5つ紹介します。

①ひじき＋豆腐 カルシウム、マグネシウムの吸収率がアップ

ミネラルのホウ素は、カルシウム、マグネシウムの吸収率をアップさせます。豆腐

にはホウ素、ひじきにはカルシウムやマグネシウムが豊富に含まれています。すりつぶした豆腐にひじきを混ぜて蒸せば、両方の栄養素がとれる、ひじき豆腐のできあがり。ただ、ひじきには無機ヒ素が含まれています。水戻し、ゆでこぼしなどである程度除去できますが、毎日食べることは控えましょう。

②小松菜＋鶏レバー　超・貧血防止料理

貧血予防に効果的な「鉄」ですが、「鉄」には肉や魚に含まれているヘム鉄と野菜に含まれている非ヘム鉄とがあります。非ヘム鉄は体への吸収率が非常に悪いのですが、良質タンパク質を一緒にとることで、これを劇的に向上させることができます。

たとえば、１００gの牛肉を野菜料理に加えるだけで、食事全体の非ヘム鉄の吸収率が10倍になるという報告も。非ヘム鉄を多く含む小松菜と、良質タンパク質の鶏レバーを一緒に炒めることで、非ヘム鉄の吸収をよくし、貧血防止料理になります。

③大豆製品＋青ネギ、青のり
活性酸素除去の理想的なおかず

実は納豆や豆腐などの大豆製品には、ビタミンAとビタミンCがほとんど含まれていません。すでにお話ししたように、ビタミンA、B_2、C、Eは「スカベンジャービタミン」（31ページ参照）と呼ばれ、活性酸素の除去には欠かせません。

そこで、大豆製品を食べる際には、青ネギ、青ジソ、青のりなどと一緒に食べると、ビタミンAとCを補うことができます。

どの食材も納豆や豆腐と組み合わせがしやすいものばかりですね。

たとえば青のりを加えた場合、ビタミンA、B_1、B_2、C、カルシウム、鉄分を補うことができます。さらには、抗潰瘍《かいよう》性物質のビタミンUも含まれています。大豆製品と組み合わせることで、バランスのとれた理想的なおかずのできあがりです。

④大根＋魚のアラの煮物
ビタミンとタンパク質で最強の栄養バランス

大根は、タンパク質や脂質が少ない野菜です。ですから、魚のアラなど、足りない成分を多く含んでいる食材と組み合わせて煮ることで、栄養バランスがとてもよくなります。また、大根の葉はビタミン、ミネラルなどの栄養が豊富です。大根を買ったら葉も捨てずに一緒に食べましょう。ただし、葉を食べる前には流水で洗ったあと、2㎝ほどに切ってからゆでこぼす下ごしらえを忘れずに。

⑤刺身＋ツマ（海藻類）　タンパク質と海藻のベストコンビ

昔から刺身にはつきもののツマ。そもそも、刺身にはなぜ海藻などのツマがついているのか知っていますか。刺身のツマは、ただの飾りや口直しのためにあるのではありません。海藻類には、魚のタンパク質の利用率を高めるビタミン、ミネラル、そして食物繊維が豊富に含まれています。タンパク質である魚と一緒に海藻を組み合わせることで、栄養のバランスがとてもよくなるのです。刺身のツマに限らず、魚の昆布巻きや昆布じめ、ぬた、バッテラなども同じ効果があります。

2 栄養成分の吸収率アップ×解毒作用で免疫力を上げる「よい組み合わせ」

ここからは、すぐにできるおすすめの「よい組み合わせ」についてさらに具体的に紹介しましょう。

「よい組み合わせ」とは、一緒に食べることで食材が本来持っている栄養成分の吸収率をアップさせたり、解毒作用をもたらす組み合わせのことをいいます。

すぐにおかずに取り入れやすいように、肉、魚、野菜、海藻類と、中心となる素材がわかるようになっていますので、メニューに迷ったとき、ぜひ参考にしてみてください。

具体的なメニュー名を紹介していますが、もちろんこのとおりに作らなくても構いません。食の知識として知っておこう、くらいの気軽な気持ちで読み、おかずに迷ったときの参考にしてください。

豚肉＋ニラ＋卵

有害物質に負けない強い体を作る!

＋なぜこの組み合わせがいいの?

豚肉や卵は良質なタンパク源です。豚肉には疲労回復効果が高く、健康には欠かせないビタミンB_1も含まれています。

豚肉と卵という、抜群のタンパク質を含む組み合わせに、さらにニラを組み合わせましょう。ニラに含まれているビタミンB_6が、有害物質に強い体作りのもとになるタンパク質をより効率よく吸収させます。

除毒のポイント

ひき肉は抗菌性物質が残留しやすい脂肪ごとひいてあるため、なるべく低脂肪のものを選び、こし器に入れてサッと湯通ししてから使いましょう。

献立例

豚ひき肉とニラの卵焼き

豚肉 ＋ ひじき

栄養素の吸収もよくなる！

＋なぜこの組み合わせがいいの？

ひじきは下ごしらえさえすれば食物繊維が非常に豊富なおすすめ食品です。ひじきの食物繊維が腸に吸収されると、ビタミンB_2やタンパク質の代謝に必要なビタミンB_6をたくさん作ります。豚肉などの良質なタンパク質を一緒にとることで栄養素の吸収率が格段にアップします。また、豚肉にもビタミンB_6が含まれているので、ひじきとの相乗効果も期待できます。

除毒のポイント

豚肉はできるだけ脂肪を取り除いて、ゆでてアクを抜きます。ひじきは水で30分戻し、5分ほどゆでましょう。冷しゃぶサラダのようにドレッシングをかけてもおいしくいただけます。ただし、ドレッシングの添加物には注意をしてください。

献立例

豚薄切り肉とひじきの和え物

レバー ＋ 玉ネギ

スカベンジャー効果が格段にアップ!

＋なぜこの組み合わせがいいの?

スカベンジャービタミンの一つであるビタミンEと、補酵素ミネラルであるセレンは相性抜群の組み合わせ。この二つが合わさることによって、スカベンジャー効果がアップします。セレンを多く含んでいる玉ネギと、セレン・ビタミンEともに含んでいるレバーを組み合わせると、スカベンジャー効果もアップ! 体内の活性酸素を効果的に除去することができます。

除毒のポイント

レバーの黄色い脂肪部分はしっかり取り除いた上で、薄い塩水にしばらくつけてから、もみ洗いしてすすぎます。玉ネギは茶色の皮をむいておけばまず大丈夫です。

献立例

レバーオニオンステーキ

牛肉 ＋ レンコン

デトックス効果抜群。
血圧を正常にし、潰瘍《かいよう》にも効く！

＋なぜこの組み合わせがいいの？

牛肉にはデトックス効果が抜群のタンパク質がたくさん含まれているほか、スカベンジャー酵素の材料となる鉄、亜鉛、銅、マンガンも含まれています。

レンコンは免疫力アップのムチン成分のほか、ビタミンCがミカンの1・5倍も含まれていて、活性酸素を除去してくれます。血圧を正常に保ち、便通をよくするだけでなく、貧血や胃潰瘍、十二指腸潰瘍を改善する作用もあります。

除毒のポイント

牛肉は脂を取り除きます。レンコンは、流水にさらしながら、タワシで泥を落としましょう。切ったあとは変色しやすいので、除毒もかねて酢水につけておきます。

献立例

牛肉とレンコンの炒めもの

豚肉＋ジャガイモ

免疫力アップ!
老化予防、がん予防にも!

なぜこの組み合わせがいいの?

良質なタンパク質であり、スカベンジャー酵素の材料を多く含む豚肉と、ジャガイモの組み合わせ。ジャガイモはカリウムとビタミンCが豊富に含まれています。またポリフェノールの一種であるクロロゲン酸も含まれていて、ビタミンCとともに抗酸化作用があるため、免疫力をアップさせ、老化予防やがん予防が期待できます。

除毒のポイント

豚肉は脂肪分を取り、できれば薄切りにしてゆでてアクを抜きます。ジャガイモは流水でこすり洗いをしたあと、新芽や緑色の部分があったらくり抜き、切ったあとは水にさらしておきましょう。

献立例

豚肉とジャガイモの千切り炒め

豚肉 + リンゴ

有害物質を体外に出し、便通もよくなる！

＋なぜこの組み合わせがいいの？

免疫力を育てる良質なタンパク質を豊富に含む豚肉。これに加えて、リンゴに含まれる水溶性の食物繊維であるペクチンは、有害物質を体外に排出してくれる働きがあり、便通をよくする効果もあります。

ペクチンはモモ、オレンジ、ミカンなどの果物にも含まれているので、デザートを選ぶときや果物をつけ合わせるときは参考にしてみてください。

除毒のポイント

豚肉は脂肪分を取り除き、ゆでてアクを抜いておきます。リンゴは、表面のワックスや農薬を取り除くために、きちんと皮をむいて使いましょう。

献立例

ポークソテーとリンゴのバター煮

豚肉 + 玉ネギ + ショウガ

免疫力を上げ、デトックス効果あり!

なぜこの組み合わせがいいの?

ショウガにはジンゲロンとショウガオールといった免疫力を上げ、デトックス効果がある成分が豊富に含まれています。

これに加えて豚肉のタンパク質、鉄分、ビタミンB_2が合わさることでさらに免疫力がアップします。疲れがたまると免疫力は落ち、有害物質が体内にたまりやすくなります。豚肉の疲労回復効果を上手に利用しましょう。

除毒のポイント

豚肉は脂肪分を取り除いたらタレに漬けこむことで不安物質が溶け出します。漬けダレは捨て、新しいタレで調理をすれば安心です。

献立例

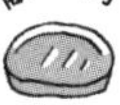

ショウガ焼き

牛ひき肉 ＋ 人参

人参は加熱するのがポイント！

なぜこの組み合わせがいいの？

牛肉は良質なタンパク質や鉄分を豊富に含んでいます。ただひき肉は汚染物質の不安も。下ごしらえをきちんとします。玉ネギには免疫力をアップさせるアリシン（硫化アリル）、フラボノール成分が含まれ、デトックス効果もあります。さらに、人参はビタミンAを補完し、食物繊維が有害物質を体外に排出する作用も。ただし、人参はビタミンCを壊す成分が含まれているので、必ず加熱調理しましょう。

除毒のポイント

調理前に湯通しできないハンバーグの場合、なるべく赤身が多く、脂肪分の少ないものを選ぶこと。人参はしっかり洗ったあと、皮を厚めにむきます。

献立例

ハンバーグと人参のグラッセ

鶏肉 + ゴボウ

高い除毒効果+ミネラル豊富な素材の組み合わせは鉄板

✚なぜこの組み合わせがいいの?

鶏肉はタンパク質のほかにビタミンAやビタミンB_2などの除毒効果が高い栄養素を含んでいます。モモ肉やムネ肉は、国産のものなら有害物質を心配する必要はまずありません。ゴボウは鉄や亜鉛などのミネラル成分のほか、免疫力アップの栄養素も。鶏肉のタンパク質と合わせることで安全効果がさらにアップします。

除毒のポイント

あらかじめ鶏肉の脂肪分は取りましょう。焼き鳥でおいしい鶏皮は有害物質がたまっている部位なので、食べる量はほどほどに。ゴボウはよく洗って泥を落とし、皮はこそげ落としておきます。

献立例

焼き鳥とゴボウサラダ

鶏肉 ＋ モヤシ ＋ ニラ

食物繊維が豊富なモヤシで
デトックス効果が倍増！

＋なぜこの組み合わせがいいの？

タンパク質が豊富な鶏肉を、砂糖としょうゆ、酒などの調味料を水で薄めたものにしばらくつけこんでおいて照り焼きに。これで同時に除毒もできます。付け合わせには、モヤシとニラを湯がいて、ごま油と塩コショウで味つけしたおひたしを。ニラは鶏肉にはないビタミンC・Eを含み、一緒に食べると解毒効果がアップします。

除毒のポイント

鶏肉を漬けこんだタレは有害物質が溶け出しているので捨て、調理の際は新しく作ったタレを使いましょう。モヤシはひげ根を取って水にさらし、ニラは流水につけ置き、ザルに入れてふり洗いしたあと、ゆでこぼしておくと安心です。

献立例

鶏の照り焼きとモヤシとニラのおひたし

マグロ ＋ 納豆

肝臓の解毒能力を増強させる!

＋なぜこの組み合わせがいいの?

必須アミノ酸の一つで、硫黄を含んだ含硫《がんりゅう》アミノ酸のメチオニン、シスチンを多く含んでいる納豆と、ビタミンB_6を含むマグロの組み合わせです。どちらも肝臓の解毒能力を増強させる効果があり、最高のデトックスコンビです。納豆と同じメチオニン、シスチンを多く含む卵と、ビタミンB_6を含むハムを組み合わせたハムエッグも、同様の効果が期待できます。

除毒のポイント

納豆は遺伝子組み換えのリスクがない「国産大豆100%」のものを選びましょう。

マグロなどの回遊魚は化学物質の汚染が少ないといわれていますが、有機水銀の心配があるため、食べ過ぎには注意しましょう。

献立例

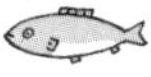

マグロの納豆和え

ツナ ＋ 牛乳

正常な赤血球が増え、
貧血予防の最強タッグ！

＋なぜこの組み合わせがいいの？

ツナと牛乳という組み合わせを意外に思う方もいるかもしれません。しかしこの組み合わせは、貧血の人にはとくに効果の高い、栄養たっぷりの組み合わせなのです。

ビタミンB_{12}を含んだマグロ（ツナ）と、葉酸が含まれている牛乳、それに好みの野菜を加えると、栄養満点のおいしいスープ煮ができます。ビタミンB_{12}と葉酸の組み合わせで、正常な赤血球を作り出すので、貧血予防にはうってつけです。

除毒のポイント

ツナ缶などの缶詰は、缶の内側から環境ホルモンが溶け出す恐れがあるため、製造されてからまだ新しいうちに食べましょう。

献立例

ツナと野菜の牛乳スープ煮

シラス干し ＋ 卵

シラス干しは良質なタンパク質。脳の老化を遅らせ、強力な解毒作用も！

なぜこの組み合わせがいいの？

老化が進んだ脳は、アセチルコリンという神経伝達物質が不足しています。アセチルコリンの元となるコリンは、ビタミンB群の仲間で、大豆や卵に多く含まれています。つまり、良質なタンパク質をとることでコリンが作られ、脳は若返るのです。またコリンには、有害物質を分解する肝機能を促進させる作用も。コリンを含む卵黄＋良質なタンパク質のシラス干しの組み合わせは、脳の老化を遅らせるだけでなく、解毒作用も期待できます。

除毒のポイント

卵は抗菌性物質の不安を避けるため、赤玉を選び、殻は表面がザラザラして、ずっしりと重みのあるものを。シラス干しはザルに入れて熱湯をかけてから使います。

献立例

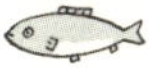

シラス干しのいり卵

アジ + レタス + じゃこ

ビタミンとマンガンが加わり
除毒パワー倍増

✚なぜこの組み合わせがいいの?

天然のアジは良質なタンパク質とミネラルが豊富。回遊魚で広い範囲を移動するため、比較的海洋汚染の影響も少ないといわれています。ビタミン類は含んでいないので、ビタミンが豊富なものを組み合わせて。ビタミンがより多く含まれるレタスと、スカベンジャー酵素のマンガンを補える、じゃこの組み合わせで、除毒効果はアップ!

除毒のポイント

アジは「有害物質」がたまりやすいエラやワタを取り、タンパク質は焦げると発がん物質に変わるため、焦がさないように弱火でじっくり焼きましょう。レタスは芯が白く、直径が2・5㎝くらいのものを選び、外側の葉はむいて捨てましょう。

献立例

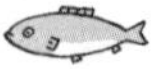

アジの塩焼きとレタスとじゃこのサラダ

サンマ ＋ ピーマン

ビタミン、ピラジン、クロロフィルが補え、免疫力アップ!

✚なぜこの組み合わせがいいの?

サンマはただ塩をふって焼くだけではなく、塩をふったら10分おきましょう。その後、一度水洗いをして、その水気をふき取り、再び塩をふって焼きます。こうすることでおいしく食べられるだけでなく、不安要素も減らせます。ピーマンには、サンマだけでは不足するスカベンジャービタミンがあり、ビタミンA、C、Eが補えます。またピーマンには免疫力をアップするピラジン、クロロフィル成分も含まれています。

除毒のポイント

サンマのワタの苦味を好む人もいますが、有害物質が残留している可能性が高いのでワタは取りましょう。ピーマンは引き締まってハリのあるものを選び、流水でしっかり洗い、表皮の残留農薬を落とします。

献立例

サンマの塩焼きとピーマン炒め

ブリ ＋ レンコン

豊富な食物繊維が解毒効果を高める！

✚なぜこの組み合わせがいいの？

回遊魚であるブリは、養殖ものより天然もののほうが安心です。血液をさらさらにするＥＰＡや血液や血管に対して有効なＤＨＡも豊富に含み、体内の毒を排出する栄養素もたくさん含んでいます。照り焼きは、しょうゆや酒などにつけこむため、除毒もしっかりでき、安心の一品。レンコンは、ブリにはないビタミンＣ、Ｅなどの栄養素を補ってくれます。食物繊維も豊富なので解毒効果も期待できます。

除毒のポイント

調理時は照り焼きの漬け汁は捨て、新しい調味料で味つけを。また、レンコンは泥を落として皮をむき、切ってすぐに酢水にさらせば、アク抜き＋除毒になります。

献立例

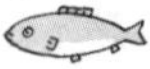

ブリの照り焼きとレンコンの酢漬け

サケ ＋ アスパラガス

若さと健康を保つ
アンチエイジング効果あり

なぜこの組み合わせがいいの?

サケは活性酸素の除去に役立つスカベンジャー成分である、キサントフィルを多く含むアンチエイジングの代表的な食材です。回遊魚なので、安心度も高く、どのような調理法でも心配せずに食べられます。アスパラガスはサケに足りないビタミンA、Cを含みます。この二つを組み合わせれば、健康を保つ栄養素としては十分です。アスパラガスのかわりに、赤パプリカやチンゲンサイを使ってもいいでしょう。

除毒のポイント

身がきれいなピンク色で銀鱗《ぎんりん》が輝いているものを選ぶと栄養も豊富です。アスパラガスは流水でサッと洗い、切ってから2分ぐらいゆでると安心です。

献立例

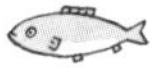

サケのムニエルとアスパラガスのバター炒め

サバ + トマト + セロリ

ビタミン、カリウム、食物繊維で免疫力アップ!

なぜこの組み合わせがいいの?

サバも回遊魚なので、比較的安心できる魚です。良質なタンパク質やビタミンB_2がたくさん含まれています。サバに足りない栄養を補ってくれるのがトマトとセロリです。トマトには、ビタミンA、Eやデトックス成分のリコピンが、セロリにはビタミンAやカリウム、食物繊維が豊富に含まれ、免疫力を高めてくれます。

除毒のポイント

サバは煮つける前にサッと熱湯をかけると有害物質や臭みがとれます。トマトは湯むきします。セロリは意外に農薬が多く使われているので、流水で洗ってなるべく薄く切り、酢水にさらしてから使いましょう。

献立例

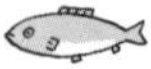

サバの味噌煮とトマトとセロリのサラダ

ウナギ ＋ 柿

1日に必要なビタミンがたった1個で補える！

✚なぜこの組み合わせがいいの？

ウナギはいわずと知れたスタミナ食。栄養も豊富です。ビタミンCを除けば、解毒に必要な栄養素を十分に摂取できます。あとは不足しているビタミンCを補えばOK、ということで果物の登場です。とくに1日に必要なビタミンCが1個でとれる柿がおすすめです。ただし、柿は季節ものなので、オレンジ、ミカン、グレープフルーツ、イチゴなど、旬の果物を組み合わせてとるようにしましょう。

除毒のポイント

有害物質は表面に浮いているタレについています。もともとタレがついている蒲焼《かばや》きは、お湯をかけてタレを落としてから、新しいタレを作り、つけ直して軽くあぶりましょう。柿はしっかり皮をむいて食べます。

献立例

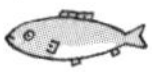

ウナギの蒲焼きと柿

豆腐 ＋ ホウレンソウ

ホウレンソウはエースビタミンが豊富。一緒に食べることで効果倍増！

✚なぜこの組み合わせがいいの？

ホウレンソウは病害虫に弱いため農薬をたくさん使い、残留農薬や硝酸塩、ダイオキシンが付着している可能性があります。ただ除毒をした上で使うなら、スカベンジャービタミンやスカベンジャー酵素を合成するビタミンが豊富な野菜。豆腐は良質なタンパク質であるのに加え、ビタミンEをはじめ、スカベンジャー酵素の材料となる栄養素を多く含みます。合わせてとることで、より大きな健康効果が得られるでしょう。

除毒のポイント

ホウレンソウは流水につけてから5回ほどザルに入れてふり洗いを。次に2㎝の長さに切ってからたっぷりのお湯で30秒～1分ほどゆでこぼしておくと安心です。

献立例

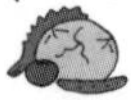

ホウレンソウの白和え

昆布 ＋ キノコ

マグネシウムの多い昆布をプラスして疲れ知らず！

✚なぜこの組み合わせがいいの？

ナトリウム（塩分）の害を防いでくれる、カリウムとマグネシウムの組み合わせです。マグネシウムが不足するとカリウム不足につながるので、この二つはペアでとることが肝心です。キノコ類の中でもとくに干し椎茸は免疫力促進のレンチナン成分、また、カリウムを多く含み、これにマグネシウムの多い昆布を合わせてつくだ煮にすれば、健康維持や美容・ダイエット・肉体疲労を解消してくれるミネラル効果がさらにアップします。

除毒のポイント

昆布はしっかり水洗いをする程度でいいでしょう。干し椎茸は水で戻してから水洗いをしましょう。

献立例

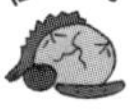

昆布とキノコのつくだ煮

オクラ ＋ 納豆もしくは長芋

ネバネバ食材は
ムチンを含む最強のスタミナ食材！

＋なぜこの組み合わせがいいの？

オクラには免疫力アップのペクチン、ガラクタン、アラバン、ムチンなどの成分が含まれています。ムチンはコレステロールが腸で吸収されるのを防ぎ、タンパク質の吸収をサポートする働きもあります。納豆も、免疫力をアップするアルギニン酸成分を含む良質なタンパク質です。長芋はタンパク質、糖質、カリウム、食物繊維などが豊富で、消化酵素も多く、新陳代謝を促して活性酸素を除去する働きがあります。

除毒のポイント

長芋は、流水で5回ほどこすり洗いをしてから皮をむくと安心です。オクラは、キュウリと同様、まな板の上で塩をふって転がす板ずりを。

献立例

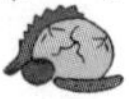

オクラ納豆、またはオクラと長イモの和え物

キャベツ ＋ 卵

良質タンパク質の組み合わせでおいしく健康！

✚なぜこの組み合わせがいいの？

キャベツはビタミンCやスカベンジャー酵素の材料となるマンガン、免疫力をアップさせ、がん予防にも効果的なアリルイソチオシアネート、インドール成分を含んでいます。卵はいわずと知れた良質タンパク質の優秀食材。この二つを組み合わせてとることで、免疫力を育てます。炒めてもよし、同じく良質タンパク質である豚ひき肉や玉ネギのみじん切りを加えて、オムレツにするのもおすすめです。

除毒のポイント

キャベツは重量感のあるものを選びましょう。外側の葉は捨てて、切ってから水にさらします。卵は日付の新しいものを選び、抗菌性物質の不安を避けるために、なるべく赤玉を選びましょう。

献立例

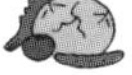

キャベツオムレツ

ブロッコリー＋チーズ

タンパク質＋ミネラル＋ビタミンがおいしくとれる！

＋なぜこの組み合わせがいいの？

免疫力を上げるスルフォラファン成分をはじめ、スカベンジャービタミンであるビタミンA、B_2、C、Eをすべて含み、ケルセチンなどのデトックス成分もある優秀食材がブロッコリーです。チーズは良質なタンパク源。亜鉛、銅、セレンなどのスカベンジャー酵素の材料や亜鉛などのミネラルも含んでいます。この二つの組み合わせは、タンパク質＋ミネラル＋ビタミンの完璧料理といえるでしょう。

除毒のポイント

ブロッコリーはつぼみがかたく締まっていて、こんもりしたものを選びます。しっかり洗い、小房にわけてゆでこぼせば安心です。

献立例

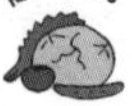

ブロッコリーのチーズ焼き

人参
+
ニンニク

がん予防、デトックス効果、免疫力アップのすごい組み合わせ!

＋なぜこの組み合わせがいいの?

人参に含まれるβ－カロテン、α《アルファ》－カロテン成分は免疫力を上げる効果があるほか、ステロール、テルペンなどのがんを予防する成分も含まれている、栄養価の高い食材です。また、食物繊維も含むため、デトックス効果もあります。

ニンニクはアリシン、メチルシステインスルホキシド成分が免疫力をアップ。ビタミンB_2やEなどのビタミンも豊富です。組み合わせることで、足りない栄養素を補い合い、除毒効果が上がります。

除毒のポイント

人参は水を流しながらワイヤーのついたスポンジやたわしなどで洗ったあと、ピーラーなどで皮をしっかりむきましょう。

献立例

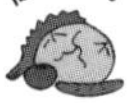

人参サラダ

大豆 ＋ ひじき

免疫力アップだけではない！
骨粗しょう症の予防にも

＋なぜこの組み合わせがいいの？

大豆の特殊成分であるサポニンは、コレステロールを下げたり、免疫力を高める働きがあります。また抗酸化作用もあり、生活習慣病を防ぐ効果も。サポニンは溶血作用があり、過去には有毒成分とされていましたが、大豆に含まれるサポニンは溶血性が弱いため、それほど心配することありません。風邪をひきやすいときなどにおすすめの一品です。

除毒のポイント

ひじきはザルに入れて流水で洗ったあと、水で戻してから使いましょう。大豆は国産100％のものを選べば、遺伝子組み換えなどの心配はまずありません。

献立例

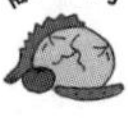

大豆とひじきの煮物

サツマイモ ＋ レモン

熱に強いビタミンCをプラスして
おいしく健康!

＋なぜこの組み合わせがいいの?

サツマイモは栄養バランスのよい食材。1本（約200g）で1日に必要なビタミンCが摂取できます。また、サツマイモのビタミンCはデンプンに包まれていて加熱しても失われにくいというメリットのほか、食物繊維も豊富なので、デトックス効果も期待できます。一方のレモンはビタミンCたっぷりの果物。サツマイモとも相性がよく、合わせてとれば栄養も豊富な上、デザート感覚で食べられます。

除毒のポイント

サツマイモは流水でスポンジでこすり洗いをしたあと、厚めに皮をむくのがポイント。レモンは表皮の農薬が心配なので、こすり洗いをして皮をむき、果肉だけを使うようにしましょう。

献立例

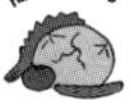

サツマイモのレモン煮

茄子 ＋ ショウガ

ジンゲロール、ショウガオールでがん予防にも！

＋なぜこの組み合わせがいいの？

茄子に含まれるアルカロイドとフェノールにがんを予防する働きがあり、加熱してもこの効果は失われないとして注目を集めています。また免疫力を上げるナスニン、アントシアニン、クロロゲン酸も含んでいます。茄子は油を吸収しやすいので、体にいい植物油のリノール酸やビタミンE摂取にも最適。ショウガはジンゲロール、ショウガオールに免疫力をアップする作用があり、やわらかくした茄子に、すりおろしたショウガとしょうゆを合わせただけで、おいしい一品ができます。

除毒のポイント

茄子は流水で洗って切ったら、すぐ水につけ、水が黒ずんでくるまでアク抜きするのがポイント。薄切りにするほど不安物質除去の効果が高まります。

献立例

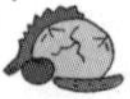

茄子とショウガのレンジ蒸し

玉ネギ ＋ かつお節

消化がいい良質のタンパク質でパワー倍増！

＋なぜこの組み合わせがいいの？

玉ネギは、免疫力アップのアリシン、フラボノール成分を含んでいます。可食部は土の下で育つので、農薬の不安はあまりありませんが、オニオンスライスのような食べ方をするとより安心です。多少不安物質が残っていても、薄くスライスして塩水にさらすことで、不安物質はほとんど排出されるので安心して食べられます。

かつお節は消化がいい良質なタンパク質。カリウムやビタミンDなども含まれていて、玉ネギのシンプルなパワーをより引き出してくれます。

除毒のポイント

玉ネギは芽の部分が引き締まっているものを選びます。上部と下部を浅く切り落とし、茶色の皮を1枚むいて調理しましょう。

献立例

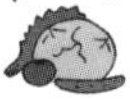

オニオンスライス

トマト＋キュウリ＋キャベツ

野菜のトリプルパワーで栄養満点

＋なぜこの組み合わせがいいの？

免疫力を上げるリコピンが入っているトマト。リコピンはβ－カロテンやビタミンE以上に抗酸化力があり、アンチエイジングに最適。さらに胃液の分泌を促し、食欲増進、消化吸収を助ける効果も。キュウリはビタミンAのほか、脳梗塞や心筋梗塞予防のピラジン、抗がん作用のあるククルビタシン成分も含み、キャベツはビタミンCや、免疫力を上げるアリルイソチオシアネート、インドール成分を含んでいます。良質なタンパク質のマヨネーズとプレーンヨーグルトの手作りドレッシングで、栄養満点のサラダになります。

除毒のポイント

トマトは湯むき、キュウリは板ずりをしましょう。またキャベツは外側の葉を1枚捨て、角切りにして水にさらしておきましょう。

献立例

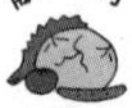

野菜の角切りサラダ

3 食材の成分から見た「悪い組み合わせ」

組み合わせることで栄養がアップしたり、解毒作用が増すものがある一方で、組み合わせることで好ましくない作用が生じてしまうものもあります。

ただ、体に悪い組み合わせであっても、悪い作用をおさえる食材を加えることで、安心して食べることができるようになります。

組み合わせを少し工夫するだけで、不安をなくし、免疫力アップの食べ合わせに変わるのです。

知らず知らずに体に悪い食べ合わせをしていてはもったいない！　ここでは、注意すべき組み合わせと、その悪い作用をおさえる方法を紹介していきます。

NG

干物 + 漬物

発がん性物質発生の恐れが！
大根おろしを添えれば安心

ジメチルアミンという干物に多く含まれている物質と、漬物に多く含まれている亜硝酸が体内で一緒になると、ニトロソアミンという発がん物質を作ってしまう恐れがあります。ちなみにこのニトロソアミンは、妊娠中には、胎盤を通して胎児に移行する恐れもあります。

干物と漬物を同時に食べることは珍しくありません。このような場合には、干物に大根おろしを添えるのがポイント！

大根のビタミンCには、発がん物質の活性をおさえる働きがあります。

NG

鉄分を含む野菜 ＋ 高温の煎茶

鉄分の吸収を阻害! 飲む時間、温度に気をつければOK!

鉄分には2種類あります。肉や魚などの動物性の食材に多く含まれているヘム鉄と、野菜など植物性の食材や海藻に多く含まれている非ヘム鉄です。

お茶の渋み成分であるタンニンは、鉄分の吸収を阻害する作用があります。ヘム鉄のほうは一緒にとっても阻害されませんが、非ヘム鉄のほうは、タンニンと一緒にとると鉄分が吸収されにくくなります。鉄欠乏症の人は、食事中や食後に緑茶を飲むことは避けたほうがいいでしょう。食事中はタンニンの少ないほうじ茶や麦茶がおすすめです。煎茶や玉露は低温で入れるとタンニンが出にくくなります。緑茶はあまり熱いお湯を使わないようにして、食事時間ではないときに飲むようにしましょう。

また、お茶に含まれていて、抗酸化作用が高いと注目されているカテキンも、熱湯でいれるとお互いにくっつき、吸収されにくくなります。お茶をいれるときには熱いお湯を使わないほうがいいということでしょう。

NG

ウナギ＋梅干し

⬇消化不良を起こす可能性も!?

昔から「食べ合わせが悪い」と言い伝えられている組み合わせですが、実はとくに体に有害というわけではありません。

ただ、胃が弱っているときにこの組み合わせを食べると、うなぎの脂っこさに加えて梅干しの酸味が刺激となり、消化不良を起こす可能性があります。

ただ、これも真偽のほどははっきりしません。

ウナギの脂っこさを梅干しの酸味が解消してくれるため、つい食べ過ぎてしまうための戒めである、ともいわれています。

NG

アルコール ＋ からし

↓

じんましんや湿疹が出やすい人はとくに注意！　キュウリやトマトで体を冷やせば改善も

アルコールは血行を促します。これに加えて、からしなどの辛いものを食べると、さらに血行がよくなるため、じんましんや湿疹が出やすい人が食べると、かゆみが出たり、かゆみが増したりする可能性があります。

改善するためには、体を冷やす作用のあるキュウリやトマト、セロリなどを一緒にとるといいでしょう。

NG

茄子の漬物 ＋ 冷たいそば

↓

冷えから下痢に!?　温かいそば＋ネギや七味で体を温めて！

体を冷やしてしまうコンビです。茄子の漬物にはほてりを冷まし、そばには胃を冷やす作用があります。この組み合わせを冷たいままで食べると、手足が冷えたり下痢を起こしたりする可能性があります。食べるなら温かいそばにして、体を温める作用があるネギや七味を加えるといいでしょう。

NG

大根

＋

人参

↓

ビタミンCを酸化!?
レモンや酢をかければ問題なし！

ビタミンCを豊富に含む大根ですが、生の人参に含まれているアスコルビナーゼは、ビタミンCを酸化させるといわれています。対策としては、事前にレモン汁をかけたり、酢で和えたりすることをおすすめします。アスコルビナーゼは酸に弱いためです。トマトとキュウリの組み合わせも同様で、ビタミンCが多いトマトに対して、キュウリにアスコルビナーゼが含まれています。こちらもレモン汁や酢の入ったドレッシングをかければ問題ないでしょう。

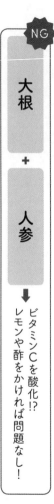

NG

カニ＋かき氷

↓

体を冷やす組み合わせ。ショウガや酢じょうゆで体温アップ！

食後のデザートにかき氷。夏場は特においしくいただけるものです。しかし、この組み合わせは要注意！　カニとかき氷、どちらも体を冷やす作用があります。

一方、カニはコレステロール値を下げ、動脈硬化を防ぐといわれるタウリンを豊富に含んでいます。タウリンの効果を高めるには、体を温める作用のあるショウガや酢じょうゆなどをかけて食べるようにしましょう。

NG

天ぷら＋スイカ

↓

胃腸の弱い人は注意！　油分と水分の組み合わせは避けて！

これも夏場には気をつけたい、消化力を弱めてしまう組み合わせです。天ぷらは脂っこいために胃に負担をかけ、スイカは胃を冷やします。

また、スイカは水分が多いため、胃酸を薄めてしまい、胃腸の弱い人はますます消化力が落ちてしまいます。普段から胃腸が弱く、下痢気味の人は、天ぷらとスイカの組み合わせに限らず、油分と多量の水分の組み合わせは避けたほうがいいでしょう。

NG

ポテトチップス ＋ コーラ

↓

カルシウム不足を誘因する！

王道だけど危険な組み合わせ

ポテトチップスとコーラの組み合わせを好む人は少なくないでしょう。

コーラには食品添加物のリン酸が多く、体内でカルシウムと結合すると、体外に排出され、カルシウム不足になります。これに加えてポテトチップスにはカルシウムが少ないため、さらにカルシウム不足を引き起こします。

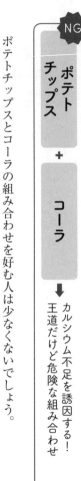

NG

即席麺

＋

清涼飲料水

↓

疲れやすい、
やる気が出ないなどの症状も!?

即席麺のでんぷん質、清涼飲料水に大量に含まれる糖分をエネルギー化するためには、たくさんのビタミンB_1を消費することになります。ビタミンB_1不足になると、疲れやすくなる、精神の不安定などを招くといわれています。

「最近疲れやすい」「原因不明だがやる気が出ない」といった症状がある人は、ここ最近、インスタントラーメンと甘い清涼飲料水など手軽な食事ですませていないかどうか見直してみてください。

食材同士の組み合わせのほか、栄養素や成分の組み合わせについても紹介しておきます。加工食品の場合、食品添加物の組み合わせは数多くあります。ここではとくに注意が必要なものを紹介します。

NG

食物繊維＋カルシウム

↓

体内のカルシウムを排出!?
適量の摂取であれば問題なし

食物繊維は体にいい、たくさんとったほうがいい、というイメージがありますが、あまり過剰にとってしまうと、腸内でカルシウムを吸着して結晶になり、体外へ排出してしまう恐れがあります。

だからといって食物繊維をとらない、というのは本末転倒です。適量にとることはとても重要で、とり過ぎなければカルシウムに作用することもありません。

NG

砂糖＋脂肪

↓

肥満へまっしぐら!
できるだけ避けたいこの組み合わせ

この組み合わせがよくないことは、なんとなく理解できるのではないでしょうか。

砂糖と脂肪を組み合わせることで、脂肪の蓄積は一層高まります。砂糖と脂肪のコンビは、肥満への道、と覚えておきましょう。生クリームやバターがたっぷりのスイーツなどは、その代表です。メタボリックシンドロームを心配している人には、もっとも避けたい組み合わせといえるでしょう。

NG

カルシウム

＋

リン酸塩

↓

体内のカルシウムを排出！
摂取比率は1対2！

加工食品には、品質改良剤として食品添加物のリン酸塩が多く含まれています。加工食品に偏った食生活を送っていると、リン摂取が過剰になります。ちなみにリンは、ハムやソーセージなどの加工食肉、炭酸飲料水、プロセスチーズなど、多くの食品に含まれています。また、肉や牛乳などの動物性食品にも含まれています。

リンを過剰摂取すると体内のカルシウムと結合し、体外に排出され、カルシウム不足を引き起こします。

とはいえ、加工食品をまったく食べない生活というのは、もはや考えられませんね。カルシウムとリンの摂取比率は1対2くらいといわれていますから、この比率を頭に入れて極端な加工食品に偏った食生活を送らないように注意しましょう。

NG

着色料（食品添加物）＋タール色素

↓

発がん性の不安も。
できるだけ含まれていない物を！

食品添加物として、さまざまな着色料が使われています。

タール色素とは、「赤色○号」「青色○号」などと表記され、食用にも使われている、色を鮮やかに見せる成分です。合成タール色素は単独で使うよりも、2、3種類を混合して使うほうが酵素の活性化が相乗的に阻害されるといわれています。

NG

ソルビン酸

＋

亜硝酸塩《あしょうさんえん》

↓

発がん性の不安も。
とり過ぎには要注意！

食品添加物の合成保存料として使われているのがソルビン酸。亜硝酸塩は、黒ずみを防ぐために使われ、おもに市販のハムやベーコン、ソーセージなどの加工肉、イクラやタラコ、明太子などの魚卵系の加工品の発色剤として使われています。

この二つが組み合わさり、酸性状態で熱が加えられると、突然変異原性（発がん性が懸念される）の物質であるエチルニトリル酸ができる不安があるといわれています。

3章

外食、コンビニ弁当、加工食品……毒を取り除く安全な食べ方

1 加工食品や外食もこうすれば安心です！

家庭での食事は、4章で紹介する除毒テクニックや食材の組み合わせである程度の不安は解消できます。

問題なのは、外食やインスタント食品などの加工食品です。これらの食品が不安なのは、なんといっても品質の安定や保存、コスト削減、見た目をよくするなどさまざまな目的で使用されている食品添加物です。

実際、その調理過程でどんな食品添加物が入っていて、それが私たちの体にどのような影響を及ぼすのかわからないのですから、不安は増すばかりです。

それでも、現代の食生活で、外食や便利な加工食品をいっさい食べないのは難しいでしょう。

家族との楽しい外食や、居酒屋で友人たちとワイワイ楽しみながらの飲食はストレス発散にもなりますし、忙しいときや疲れたときのコンビニエンスストアの弁当やスーパーなどで売られている惣菜などは、食事を作る時間と労力を省いてくれます。これらに私たちが大いに助けられているのも事実です。

〝食の安心・安全〟はとても大切なことですが、過剰に無理をしてまで安心・安全にこだわる必要はありません。便利な食品や旬の食材を上手に取り入れながら、毎日の食生活を楽しく送りましょう。

その上で、外食や加工食品の不安をできるだけ減らしていく方法を紹介します。

除毒効果のある食べ物を一緒にとるなど、**ほんのひと手間で有害な添加物などを減らすことは十分可能**です。

2 不安な食品添加物の正体

加工食品を選ぶ際は、まず原材料表示を注意して見るようにしましょう。食品添加物には単独の項目はありません。原材料表示に混ざって表示されているのです。

原材料表示は重量のあるものから表示されており、食品添加物はだいたい最後のほうに示されています。食品添加物の中でも使用料が多い「調味料（アミノ酸など）」よりあとは、食品添加物である可能性が高いと見てよいでしょう。

食品添加物の中でも、不安が大きいものを次の表にまとめました。よく食べている加工食品の原材料表示と照らし合わせてみてください。

身近な食品に使われている不安な食品添加物

用途	食品添加物の名前	よく使用される食品	危険性
保存料	ソルビン酸、ソルビン酸K	さまざまな食品に使用	発がん性 遺伝毒性
	パラオキシ安息香酸エステル、安息香酸Na	清涼飲料水、マーガリン	
甘味料	アスパルテーム	清涼飲料水	発がん性
	アセスルファムK	カロリーオフを謳った菓子、清涼飲料水、漬物、佃煮	
	ネオテーム	カロリーオフを謳った菓子	
	サッカリン、サッカリンNa	漬物、魚肉の練り製品	
着色料	赤　色104号、106号、2号、3号、40号など	さまざまな食品に使用	発がん性
	黄色4号、5号など	さまざまな食品に使用	
	コチニール(カルミン色素)	さまざまな食品に使用	
発色剤	亜硝酸Na、硝酸K	ハム	発がん性
品質改良剤	リン酸塩(Na)	ハム、ちくわ	骨の形成異常
酸化防止剤	BHA(ブチルヒドロキシアニソール)	油、魚介加工品	発がん性
品質保持剤	プロピレングリコール(PG)	生麺、ギョーザやワンタンの皮	染色体異常
防カビ剤	チアベンダゾール(TBZ)	輸入品のレモン、バナナ、グレープフルーツ、オレンジ	遺伝毒性
	イマザリル、オルトフェニルフェノール(OPP)	輸入品のレモン、バナナ、グレープフルーツ、オレンジ	
増粘剤	カラナギン	冷菓、ソース類	発がん性

なお、食品添加物には、表示の義務がないものもあります。最終的に**食品に残らない加工補助剤、原料の段階で添加したもの、栄養強化の目的で添加したものは表示を免除**されているのです。

たとえば、亜硝酸ナトリウムを添加したハムを使ったサンドイッチの場合、原材料では「ハム」と表示されるだけの場合もあるので、覚えておきましょう。

ちなみに、無塩せきハムは無添加というわけではありません。無塩せきとは、加工の際、発色剤に漬けこまず作ったというもので、中には添加物を使っているものもあります。まずはやはり表示を見ることが大事です。

3 この加工食品にはこの組み合わせで安全に！

この項では普段の生活の中で添加物の害からできるだけ逃れ、体に入ってくる有害物質を除去する組み合わせを紹介します。

コンビニエンスストアでの買い物、レストランや居酒屋など、外食をする際にぜひ参考にしてください。

日々の積み重ねが大きな〝差〟を生みますよ。

インスタントラーメン／カップ麺 ＋ 乾燥ワカメ、焼き豚、ニンニク

有害物質をチェック

リン酸塩（ナトリウム）、植物性タンパク質、増粘多糖類、調味料（アミノ酸等）、カラメル色素、甘味料、かんすいなど。容器に環境ホルモンが含まれていることも。

なぜこの組み合わせがいいの？

ワカメの食物繊維には、体に入った添加物を吸収して体外に出す働きがあります。また、ワカメに含まれるアルギン酸は、塩分を吸収して血圧と血中コレステロール値を低下させてくれます。

肥満や栄養の偏り防止のために、麺に含まれるデンプンの分解を助けてくれるビタミンB_1を多く含む焼き豚とおろしニンニクの組み合わせがおすすめです。

POINT

袋に入った麺もカップ麺も、原材料に植物性タンパク質とレシチンが使われていないものを選びます。遺伝子組み換えの不安があるからです。

またカップ麺は容器が発泡スチロールのものは、環境ホルモンであるスチレンが溶け出しやすいので器に移し替えるか、紙容器を使ったカップ麺を選ぶほうが安心です。

カップ麺で、麺とかやくが別々になっているものは、調味料とかやくを取り出します。ポイントは、麺だけに熱湯を注ぎ、1分たったらいったんそのお湯を捨てること。これで、かんすいなどの添加物がお湯に溶け出すので、不安はかなり減らせます。

麺と調味料とかやくが別々になっていない場合は、一度中身をお皿などにあけ、麺だけを別の器に戻して熱湯を注ぎ、1分たったらそのお湯を捨て、調味料とかやくを加えて再びお湯を注ぎましょう。

食パン ＋ トーストするか青のりバター

有害物質をチェック

乳化剤、保存料（ソルビン酸カリウム）、コチニール色素、調味料（アミノ酸等）、リン酸塩（ナトリウム）、増粘多糖類、イーストフード、臭素酸カリウムなど。

なぜこの組み合わせがいいの？

食パンを買うときは、「ビタミンC」もしくは「V・C」と表示されているものを選びましょう。

これらの表示がない場合、酸化防止剤として、イーストフードの成分には健康を害する不安がある「臭素酸カリウム」が入っている可能性があります。

最近では、臭素酸カリウムの発がん性の不安が伝えられるようになり、ビタミンCで代用できるのでほとんど使われなくなりましたが、念のため、表示を確認しておきましょう。

食パンには乳化剤が使われていることがありますが、乳化剤が使われていなければ、遺伝子組み換えの心配がある大豆レシチンが入っていないことになるのでまず安心です。

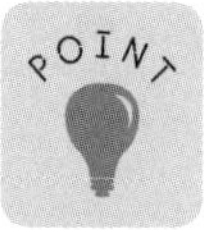

万が一、臭素酸カリウムが含まれていたとしても、トーストすれば安心です。加熱することで臭素カリウムに変化するからです。

バターに青のりを混ぜた「青のりバター」を塗るのもおすすめです。青のりのメチルメチオニンが、乳化剤などの添加物を無毒化する効果を持っています。

また、添加物の入っていない手作りのブルーベリージャムであれば除毒できる上、アントシアニンという色素が免疫力アップに効果を発揮します。

菓子パン／調理パン ＋ お茶か紅茶

有害物質をチェック

保存料（ソルビン酸カリウム）、亜硝酸ナトリウム、硝酸カリウム、コチニール色素など。

なぜこの組み合わせがいいの？

添加物が入っている調理パンや菓子パンを食べるときには、コーヒーを飲むよりも、お茶か紅茶を飲みながら食べるのがポイントです。

お茶のカテキン、紅茶のテアルビジン、テアフラビンというポリフェノール成分が、添加物によって発生した活性酸素を除去してくれます。

POINT

調理パンはまず、中身の具をチェック。調理パンにはハム・ベーコン・ウインナーなどが使われていることが多く、これらに有害物質の心配があります。調理パンの中でも添加物がいちばん少ないと考えられるのは「卵サンドイッチ」です。

また、菓子パンは、クリームやチョコレートが腐敗するのを防ぐため、ソルビン酸カリウムなどの添加物がいろいろと使われています。その中でも比較的安心して食べられる菓子パンは「あんパン」です。あずき自体に腐敗を防ぐ働きがあるため、保存料を使う必要がないためです。

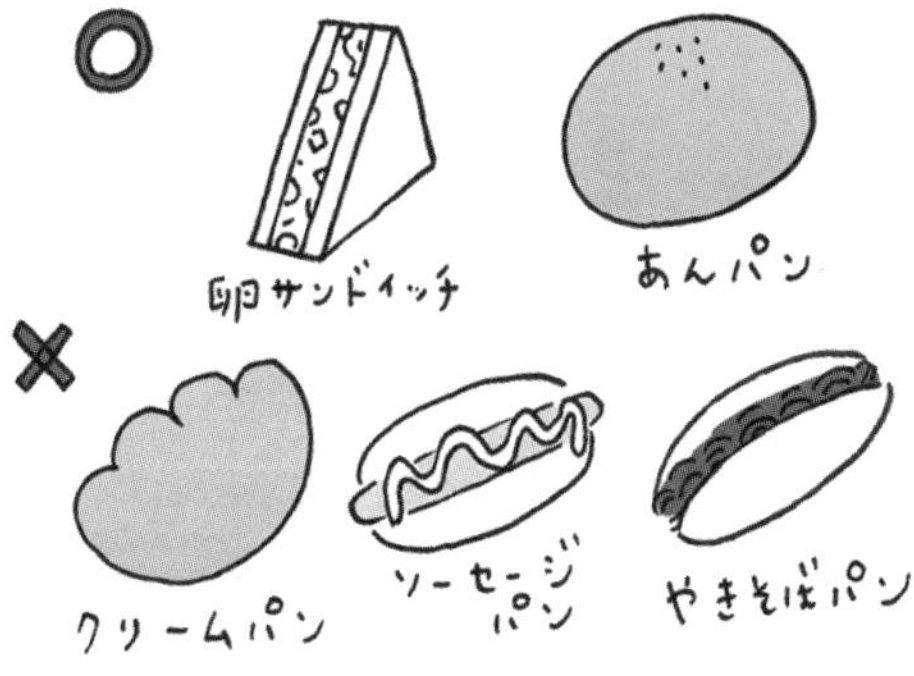
○
卵サンドイッチ
あんパン
×
クリームパン
ソーセージパン
やきそばパン

コンビニおにぎり
＋
ワカメの味噌汁＋ポテトサラダ

有害物質をチェック

保存料（ソルビン酸カリウム、ポリリジン）、乳化剤、赤色106号、増粘多糖類、タール色素、ステビア、甘草、グリシンなど

なぜこの組み合わせがいいの？

添加物が多いコンビニエンスストアのおにぎりを食べるときには、一緒にワカメの味噌汁とポテトサラダを食べましょう。ワカメの水溶性食物繊維、ジャガイモのビタミンCと食物繊維が添加物を吸収して体外に排出する働きがあります。

ワカメの味噌汁は、手作りがいちばんですが、インスタントのものでも大きな危険性はありません。また、お茶には活性酸素を消す働きがあるため、おにぎりを買うときには一緒に緑茶を飲むのもいいでしょう。ただし、ビタミンCを添加していない、またはできるだけ含有量の少ないものを選びましょう。

おにぎりは具材の種類が豊富なだけに、添加物の使われ方もとても幅広くなっています。なかでも添加物が多く使われているのが、昆布や明太子のおにぎりです。

POINT

サケおにぎりは添加物が少なく、安心だといわれていますが、中にはタール色素が使われているものもありますから、表示をチェックしましょう。

不安な添加物が少ないのは、梅干しやおかかのおにぎりです。選ぶならこうした具材のものを選びましょう。

同様にコンビニエンスストアやスーパーのお寿司も、たくさんの添加物が使われている可能性があります。おにぎり同様、あまり頻繁に食べないように心がけましょう。

持ち帰り弁当＋味噌汁＋サラダ＋リンゴ

有害物質をチェック

甘味料、保存料、着色料、リン酸ナトリウム、乳化剤、調味料、グリシン、pH調整剤など。

なぜこの組み合わせがいいの？

インスタント味噌汁でもいいので、味噌汁とサラダを一緒に食べるようにしましょう。カルシウムやビタミンC、食物繊維などが添加物の害を防いでくれます。

さらに、リンゴには有害物質を吸収して体外に排出するペクチンが含まれています。プラスするとさらに安全度がアップします。

また、青のりや赤じそのふりかけを常備してお弁当にふりかけるのもおすすめです。青のりには解毒効果があり、赤じそのアントシアニンには抗がん性や免疫力を上げる作用があり、添加物の害を減らしてくれます。

忙しいときなどに便利な持ち帰り弁当。ですが、添加物が少ない持ち帰り弁当はまずない、と考えるのが正解です。

またお弁当の多くは味が濃く、塩分も高めです。おまけにハンバーグや唐揚げ、フライなど、おかずは脂肪分が多く高カロリー。油も質のいいものを使っていない可能性があります。加えて、野菜も不足しがちなので、栄養バランスが悪くなりがちです。

さらに問題なのは容器です。容器に「ポリカーボネート製」のものがありますが、そのまま電子レンジで温めると環境ホルモンが溶け出す恐れがあります。必ず中身を別のお皿に移し替えて温めましょう。

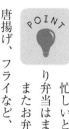

市販の惣菜＋ワカメ、ホウレンソウの味噌汁

有害物質をチェック

保存料、リン酸塩（ナトリウム）甘味料、調味料など。

なぜこの組み合わせがいいの？

発酵食品である味噌は免疫力をアップさせ、大豆の成分であるポリフェノールが強い抗酸化力を発揮します。

惣菜に多く含まれるリン酸塩などの添加物の害を消してくれるのが、カルシウムや食物繊維、解毒作用のあるビタミンA、C、Eです。これらを多く含んでいるのがワカメやホウレンソウ。味噌汁の具としてたっぷり入れましょう。

また、持ち帰り弁当やおにぎりと同様に、リンゴや緑茶を合わせると、活性酸素の除去に役立ちます。

おかずがあと一品足りないときや、一人暮らしの人にとってはとても便利なのが、スーパーなどに売られている惣菜です。

手作り感があり、昔ながらのおかずが多いため、添加物は少ないと思われがちですが、実は意外に多くの添加物が使われています。

もちろん、中にはほとんど添加物を使っていない優秀な惣菜もありますから、買う前には表示をしっかり見ることが大切です。

選ぶ際には、添加物が少なく、なおかつスカベンジャービタミン（ビタミンA、B_2、C、E）を多く含んだ食材（31ページ参照）を選ぶことも心がけておきましょう。

即席味噌汁 ＋ ホウレンソウ、ワカメ、豆腐、納豆などの具

✹有害物質をチェック

心配な添加物はありません。

✚なぜこの組み合わせがいいの？

インスタント味噌汁の場合、具が少ししか入っていないものがほとんどです。これでは塩分ばかりアップしてしまい、健康効果が期待できなくなってしまいます。飲む際には、カットワカメや豆腐などの具をプラスして栄養バランスを整えましょう。また、塩分の害を減らすためには、ホウレンソウや納豆などの具をプラスすると効果的です。

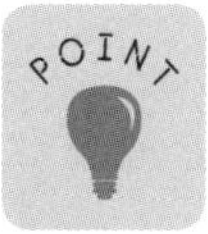

味噌汁は手作りするに越したことはありませんが、即席のものでも、添加物の心配はまずありません。忙しいときには上手に食事に取り入れましょう。

味噌は免疫力を高めるフラボノイド成分があり、大豆のポリフェノールは活性酸素を除去してくれます。

とはいえ、即席の味噌で唯一心配なのが「塩分」です。

これは塩味を感じにくくするアミノ酸系の調味料を使っていると、ちょうどいい塩加減にするためにたくさんの塩が必要になるからです。

栄養成分の表示がついているもので、100mlに対して、塩分が10％程度のものを選びましょう。

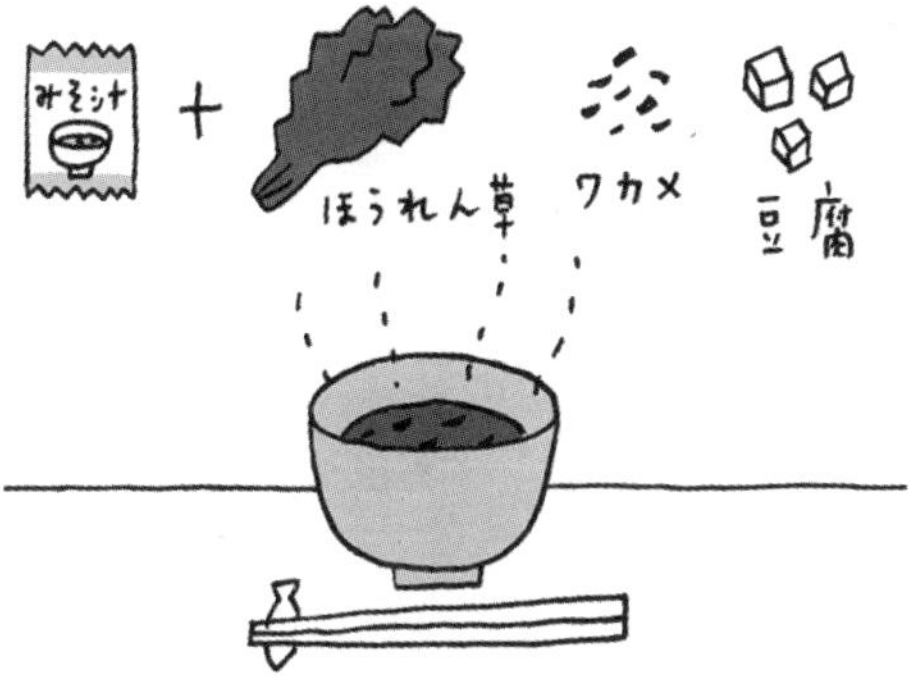

ヨーグルト＋キウイ

有害物質をチェック

増粘多糖類、甘味料（ステビア）など。

なぜこの組み合わせがいいの？

食物繊維を含み、体内の不安物質を吸着して体の外に排出する効果を持つキウイとプレーンヨーグルトの組み合わせがおすすめです。

甘さをプラスしたいときはメープルシロップを。注意したいのは、メープル風シロップ。これはガムシロップがベースとなって作られており、香りも香料でつけられています。

本物のメープルシロップをきちんと選び、毎日の食事の中のデザートとして取り入れてみてください。

POINT

ヨーグルトも種類が豊富です。低脂肪・低糖ヨーグルトや、フルーツの入ったヨーグルトなど、プレーンヨーグルト以外のヨーグルトには添加物が比較的多く使われています。

とはいえ、その多くは不安な添加物ではありません。しかし、プレーンヨーグルト以外のヨーグルトには、多くの糖分が含まれているので食べるときには注意が必要です。

食べるなら、プレーンヨーグルトに果物やメープルシロップを加えるなどして手作りをするのがおすすめです。

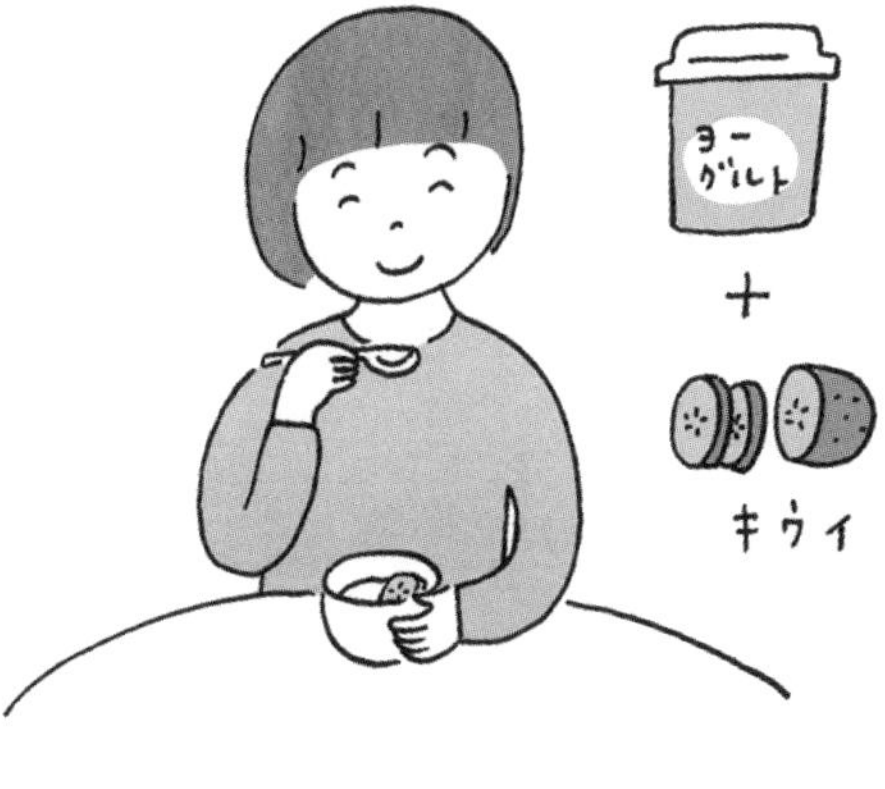

ハム／ベーコン／ウインナー ＋ キャベツなどビタミンCを含むもの

有害物質をチェック

発がん性が指摘されているソルビン酸カリウム、亜硝酸ナトリウム、硝酸カリウム、リン酸塩、コチニール色素など。

なぜこの組み合わせがいいの？

魚肉などに含まれるアミン系化合物は、発色剤の亜硝酸塩と一緒になると、ニトロソアミンという発がん性物質を作り出します。

ビタミンCはこのニトロソアミンを作る反応を阻止する作用があるため、キャベツなど、ビタミンCを含むものと一緒に食べるといいでしょう。ただし、キャベツは炒め過ぎるとビタミンCが減ってしまうので、さっと軽く炒める程度にしましょう。

POINT

食品添加物が多く使われている食材。とくに気をつけたいのがソルビン酸カリウムです。発色剤である亜硝酸塩と反応して、発がん性物質を生成するといわれているからです。

また、ベーコンはハムやウインナーに比べれば食品添加物の使用量は少ないと言われています。

もちろん選ぶなら食品添加物を使用していない無添加のものがベストですが、店頭ではなかなか難しいのが現状です。ですから、せめてソルビン酸カリウムが使われていないもの、代わりにビタミンCが使われているものにしましょう。

酸化防止剤エリソルビン酸ナトリウムの表示を見かけることがありますが、これはソルビン酸カリウムとは別ものです。しかし、これもまた控えたい添加物です。原材料名の表示をよくチェックしましょう。

納豆 ＋ かつお節やミツバ

有害物質をチェック

遺伝子組み換え大豆。

なぜこの組み合わせがいいの？

かつお節やミツバと一緒に食べると抗ストレス作用があります。また、シソ、玉ネギ、ひじきと組み合わせるとアレルギー予防につながるといわれています。

なお、付属のタレやからしには着色料が含まれていますが、さほど心配する必要はないでしょう。気になる方はしょうゆなどで代用しましょう。

POINT

納豆は健康食ですが、なんといっても心配なのが、遺伝子組み換えの大豆を使用している場合。パッケージに「国産大豆１００％」と表示してあるものならまず安心です。

　また、輸入大豆だとポストハーベスト農薬（収穫後に使用される農薬）が不安、という声がありますが、あまり心配する必要はありません。

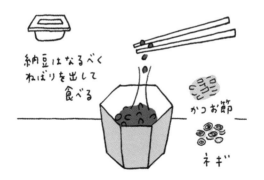

漬物 + 納豆や卵または大根おろし

有害物質をチェック

ソルビン酸カリウム、ステビア、赤色2号、赤色3号、黄色4号、青色1号、赤色102号、赤色106号などのタール系色素。

なぜこの組み合わせがいいの？

発がん性の心配があるタール色素には、ビタミンB_2が腸壁や肝臓での分解をサポートします。レバー、ウナギ、納豆、卵などのビタミンB_2の多い食材と組み合わせて食べましょう。また、添加物が多く含まれているので、ビタミンC、からみ成分のイソチオシアネートを多く含む大根おろしを一緒にとると除毒になります。

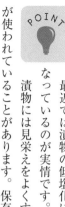

最近では漬物の低塩化に比例して、多くの添加物を使用せざるをえなくなっているのが実情です。

漬物には見栄えをよくするために、赤色2号など、数字のついた着色料が使われていることがあります。保存料のソルビン酸カリウムや、甘味料のステビアなども使われています。漬物には純度の低いステビアを使用している可能性があり、遺伝毒性の心配があります。

添加物の心配だけでなく、使われている野菜は、多くが輸入野菜です。残留農薬の心配が高いので、できるだけ生産者や原材料の産地がはっきりしているものを選び、有害物質が溶け出している漬け汁は捨てるのが基本です。

さらに、漬物は食べる前に一度水洗いをして添加物を取り除きましょう。

和菓子／洋菓子 ＋ お茶やコーヒー

有害物質をチェック

タール系色素、トレハロース、乳化剤、増粘多糖類、安定剤など。

なぜこの組み合わせがいいの？

和菓子にはお茶、洋菓子にはコーヒーを組み合わせましょう。よくある組み合わせですが、実はこれがいちばん安全につながる組み合わせです。

お茶の成分であるカテキン、コーヒーの成分であるポリフェノールが、添加物によって体内に生まれる活性酸素を除去してくれます。

POINT

和菓子も洋菓子も、添加物をたくさん使ったものが多くなっています。

和菓子に多く使われているのは、色鮮やかに見えるための着色料であるタール系色素。

また最近では、トレハロースという甘味料も多く使われていますが、これをたくさん食べたときの健康の害が未だにはっきりしていません。

洋菓子では、一括表示のためになにが入っているかわからない乳化剤や増粘多糖類で発がん性の恐れがあるカラギーナン、不安度が高い安定剤などが使用されています。もちろん、無添加の和菓子や洋菓子もあるので、できるだけそういったものを選びましょう。いずれにしても購入する際には原材料表示をよく見ることが大切です。

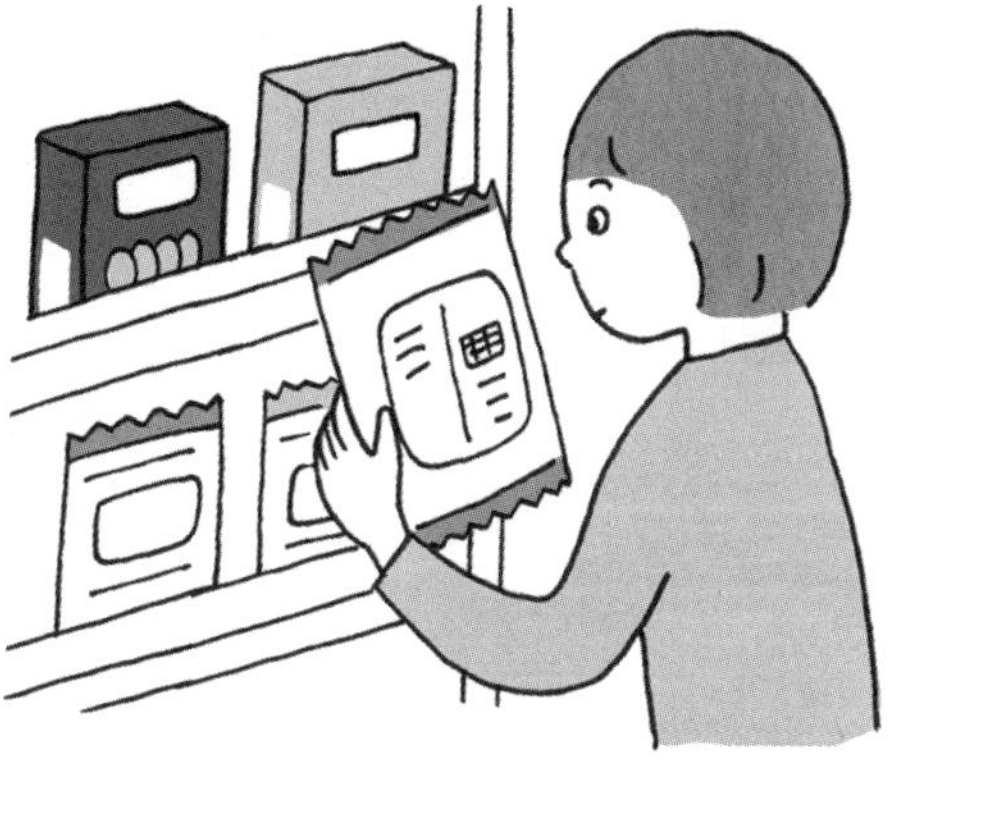

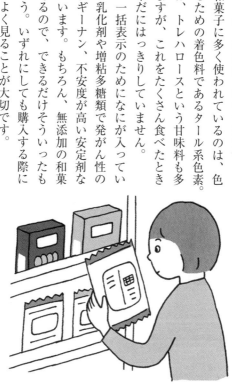

ドレッシング類 ＋ 解毒作用のある青のり

有害物質をチェック

増粘多糖類、甘味料（甘草、ステビア）など。

なぜこの組み合わせがいいの？

ドレッシングは簡単に手作りできるので、手作りを常備するのがもっとも安心です。市販のドレッシングには、カリウムが多いので、解毒作用のある青のりをプラスすることで、添加物の害を減らすことができます。

塩分が多いソースには、青のりと同じようにカリウムを多く含み、塩分の害を減らしてくれる、すりゴマを組み合わせましょう。ウスターソースや焼きそばソースにもすりゴマはおすすめです。

分離液状ドレッシングと、ドレッシングタイプ調味料（ノンオイル）の二つのタイプに分かれます。

POINT

分離液状ドレッシングには添加物として甘草、ステビアなどの甘味料、食用植物油には遺伝子組み換えの不安がある大豆油、なたね油、コーン油、綿実油が原材料として使われていることがあります。

ドレッシングタイプ調味料のほうは、増粘多糖類で発がん性のあるカラギーナンが使われていることがありますが、ノンオイルなので食用植物油は使用されていません。

どちらも安心とはいいきれませんが、遺伝子組み換えの不安から考えれば、食用植物油が入っていないドレッシングタイプ調味料のほうが安心といえるでしょう。

マヨネーズ ＋ キウイやブロッコリーを刻んで混ぜる

有害物質をチェック

アミノ酸系調味料のほか、植物油の原料が遺伝子組み換え植物の場合も。

なぜこの組み合わせがいいの？

マヨネーズにキウイやブロッコリーを刻んで混ぜると、体内で脂肪の分解を早めてくれます。脂肪のとり過ぎが気になる人はぜひ組み合わせてみてください。
ドレッシング同様、青のりをプラスすることで、添加物を除毒してくれます。

POINT

マヨネーズが大好きだという人は多いでしょう。今やマヨネーズは食生活には欠かせない調味料になっています。

マヨネーズは植物油と酢を、卵黄と一緒に混ぜて乳化したものなので、添加物はアミノ酸系調味料程度で、心配はさほど大きくありません。

ただ心配なのは、原材料の食用植物油が遺伝子組み換え油脂である場合。ただ、使われていてもそれが国内産べに花油であれば安心です。

また、カロリーハーフマヨネーズには増粘剤として「キサンタンガム」が使われていますが、これは心配のない添加物です。

最近よく見かけるようになったノンオイル型のものや、マヨネーズ風ドレッシングは、増粘多糖類をはじめ、さまざまな添加物が使用されています。低カロリーだからという理由だけで、安易に選ばないほうがいいでしょう。

4 外食でこのメニューにはこれをプラスして!

牛丼

+

ワカメの味噌汁かサラダ

✚なぜこの組み合わせがいいの?

安くて早い、サラリーマンや学生に人気のファストフードとしてチェーン店も多く、手軽で人気なのが牛丼です。

牛丼に使われている牛肉の多くは輸入品です。輸入肉には、女性ホルモン剤や遺伝子組み換え作物が使用された飼料など、不安になる要素がたくさんあります。とはいえ、牛丼を食べるな、というわけではありません。そこで、付け合わせにはワカメの入ったものを選びましょう。味噌汁でもサラダでもOKです。

ワカメに含まれる食物繊維には、体内に入った添加物などの有害物質を吸収して体外に排出してくれる働きがあります。

また、免疫力を高めてくれる乳酸菌たっぷりのお新香を組み合わせるのもいいでしょう。

ただし、紅ショウガなどは着色料が心配ですし、お新香の中には添加物が多いものもあるので注意が必要です。

また牛丼のつゆには有害物質が溶け出している可能性があるので、飲まないようにしてください。ツユダクご飯などはご法度です。

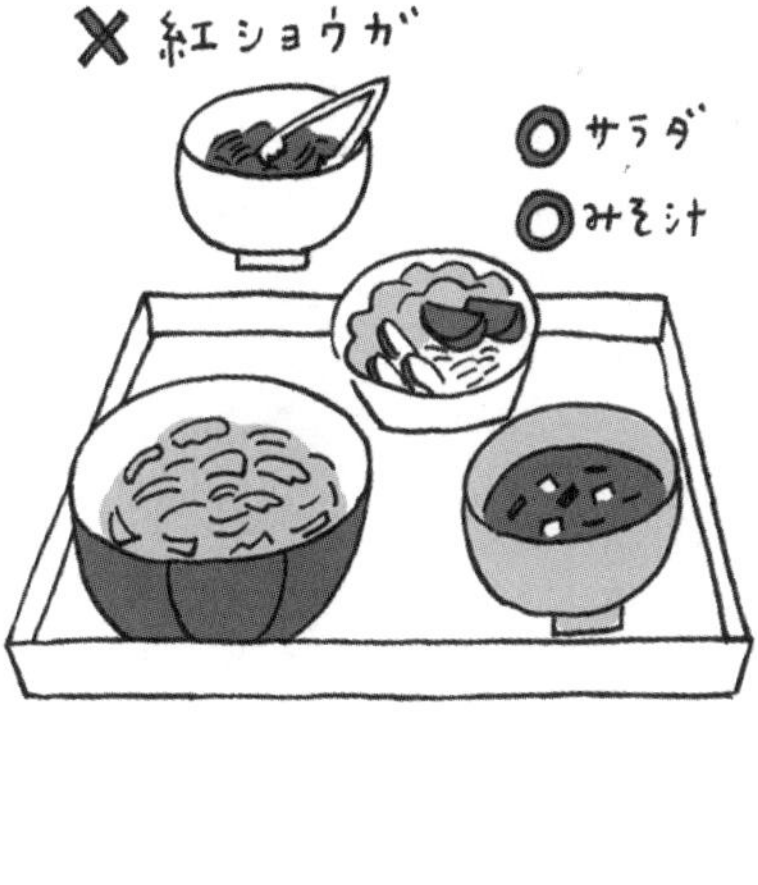

チャーハン ＋ 豆腐やのり、ワカメ

＋なぜこの組み合わせがいいの？

中華料理店やレストランなどでも手軽に注文できるチャーハン。サラリーマンのランチにも人気のメニューです。ご飯がたっぷりで腹持ちはいいのですが、その分ミネラルやビタミンが不足しています。良質なタンパク質や鉄分や銅、亜鉛といったミネラルと組み合わせることで、強い解毒効果を発揮してくれます。

付け合わせを選べるなら良質のタンパク質、ビタミンやミネラルが多い豆腐やのり、ゴマ、ネギ、ワカメのスープやサラダを選びましょう。

なお、チャーハンによく入っているチャーシューは添加物の心配があります。刻まれて入っているので取り除くのは難しいでしょう。デザートに食物繊維が豊富で活性酸素を体外に排出してくれるモモやリンゴを食べるようにしましょう。

ミートソーススパゲティ＋粉チーズ＋海藻サラダ

＋なぜこの組み合わせがいいの？

外食にパスタを選ぶ人も多いのではないでしょうか。パスタの麺そのものは、不安な物質が入っていたとしても、10分近くゆでることで、お湯の中に溶け出してしまうので安心です。ミートソーススパゲティの場合は、材料に毒を排除するビタミンAが豊富なトマトや人参が入っているので、デトックス効果もあります。

さらに玉ネギの鉄分とあいびき肉の組み合わせが毒素を体内から排除してくれます。とはいえ、ひき肉の有害物質の不安は残ります。有害物質を排出する効果の高い食物繊維たっぷりの海藻サラダをとるようにしましょう。パスタにふりかける**粉チーズは、ミネラルやビタミンが豊富に含まれ、添加物の無毒化にも効果**があります。ただし、これも保存料などの入っていないものを選ぶようにしましょう。

ハンバーガー + トマト

+なぜこの組み合わせがいいの?

忙しいときに手軽に食事をすませるために食べる人もいるかもしれません。添加物が心配な食品ですが、食べるなら、抗酸化作用が高いビタミンA、C、Eに加え、**がんの抑制効果も高いリコピン**が豊富に含まれているトマトを欠かさないでください。

一緒に飲むドリンクは紅茶がおすすめ。紅茶のタンニンには、抗酸化作用、抗がん作用、殺菌作用があるためです。

また、ハンバーガー以上に心配なのはフライドポテトです。輸入のジャガイモを使っている場合は、遺伝子組み換え作物やポストハーベスト農薬の心配があります。生産地がわからないものは、避けましょう。加えて、塩分が高いこと、質の悪い油で揚げている可能性があることを考えると、やはりできるだけ食べないに越したことはありません。

ピザ ＋ トマト、ピーマン、キノコ

✚なぜこの組み合わせがいいの？

配達してくれる手軽さもあり、宅配ピザを利用している人は多いのではないでしょうか。注意すべきはピザを焼いたときにできるコゲです。**コゲは発がん性物質なので、できるだけ取り除きましょう。**また、さまざまなトッピングがありますが、トッピングにはトマト、ピーマン、キノコが入っているものを。トマトのリコピンは活性酸素を消去し、ピーマンのビタミンPは、ビタミンCを守り、中性脂肪を減らしてくれる作用があります。キノコに含まれるβ－グルカンは抗がん作用などの免疫力をアップしてくれます。合わせて飲むドリンクには、ぜひ果汁100％のリンゴジュースかシードルなどを選んでください。リンゴに含まれるポリフェノールは抗酸化作用が高く、ペクチンは添加物などの有害物質を吸収し、体外に排出してくれるだけでなく、生活習慣病を予防する働きがあります。

チキンナゲット＋イチゴやキウイ＋ヨーグルト

なぜこの組み合わせがいいの？

チキンナゲットはファストフード店だけでなく、スーパーの冷凍食品売り場でも見かける、人気の商品です。しかし、店舗のものも冷凍食品のものも、使われている鶏肉の品質や、揚げ油の質、そして付け合わせのケチャップやマスタードの添加物が不安になるところです。組み合わせて食べるなら、イチゴやキウイをヨーグルトと一緒にとりましょう。**ヨーグルトの乳酸菌は免疫力アップに効果**があります。この組み合わせはチキンナゲットだけでなく、どんなときにも食後のデザートとして最適です。

また、イチゴとキウイは、ビタミンCを豊富に含んでいるので、発がん性物質の生成をおさえてくれるだけでなく、食物繊維が有害物質を吸収して体外に排出してくれます。一緒に飲みものを飲むなら、これもビタミンCたっぷりの果汁１００％のオレンジジュースなどがいいでしょう。

煮こみハンバーグ／ロールキャベツ ＋ たっぷりの野菜

＋なぜこの組み合わせがいいの？

外食では、どうしても添加物が多い食品を口にすることが多くなります。それでも、もし選べるのであれば**煮こんだり焼いたりする「除毒過程」のある料理をチョイス**してください。中でもおすすめなのが、煮こみハンバーグやロールキャベツです。ひき肉の有害物質がソースやスープの中に溶け出すため、除毒になるからです。ただ煮こみ料理で注意する必要があるのは、有害物質が溶け出しているソースやスープをあまりとらないようにすることです。

付け合わせには野菜をたくさん食べましょう。ビタミンが豊富なサニーレタスやアボカドサラダ、免疫効果をアップするリコピンを含んだトマト、食物繊維がたっぷりの海藻サラダなどがおすすめです。ドレッシングには、免疫力を高める効果があるゴマを使ったものを。

5 居酒屋メニューはこうしてオーダーすれば健康食に！

仕事や遊びの帰りに気の置けない友人や仲間とちょっと一杯。でも、外食するのにも添加物を気にしなくてはいけないんだから、居酒屋メニューなんてもっと添加物だらけなのでは……と不安に思う人もいるかもしれません。

お酒を飲むときくらい、気にしないで好きなものをオーダーさせてよ、という声も聞こえてきそうですね。でも、ちょっと待ってください。

アルコールを飲むと、胃腸で吸収され、肝臓で有害物質であるアセトアルデヒドに分解されます。そのとき活性酸素も発生し、肝臓に害を及ぼす可能性があるのです。ですからお酒を飲むときこそ、除毒対策が必要なのです。

でもだからといってせっかくの楽しい場、場の雰囲気を壊すような大変なことをしていただくことはありません。

居酒屋のメニューは和・洋・中などバラエティに富んでおり、昔ながらの日本食のメニューがたくさんあります。選び方次第で、健康によい食事をすることも十分可能なのです。

コツは、オーダーをするとき、スカベンジャービタミンやスカベンジャー酵素を含むもの、メタボ対策になるもの選ぶこと。

そうはいっても、具体的になにを選べばいいのかわからないという人に、私がおすすめするオーダーの方法をお伝えしましょう。

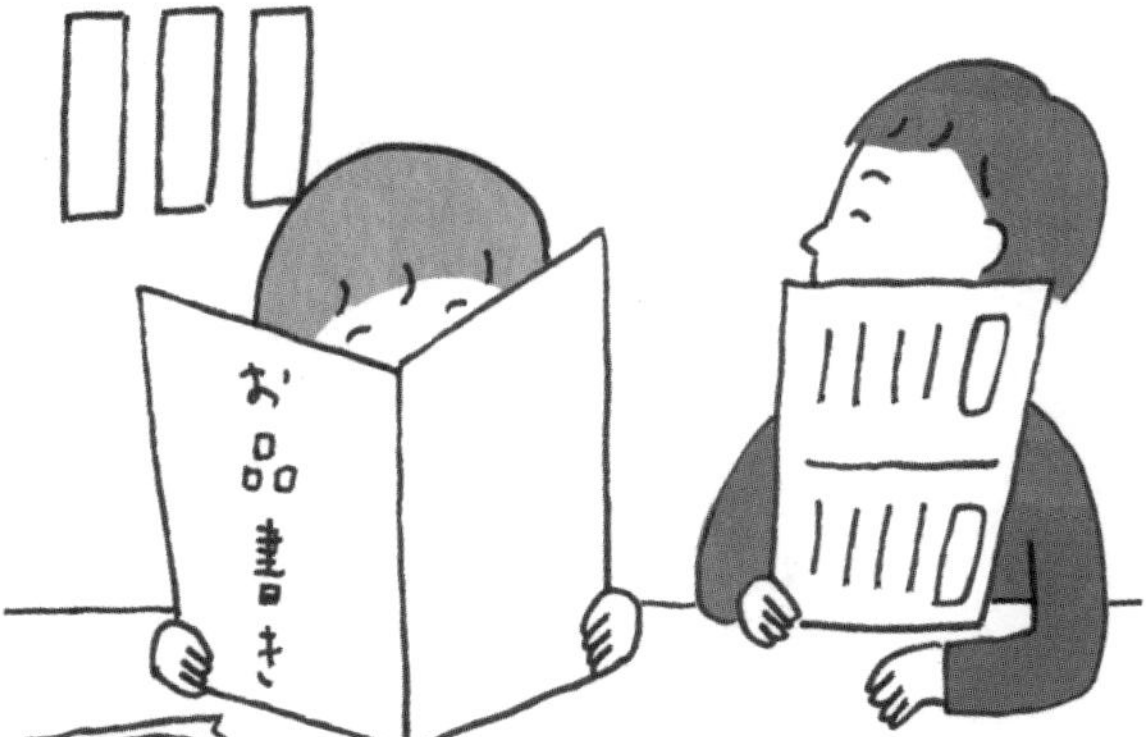

・1杯目「とりあえずビール」はOK！

まずはお酒の注文から。「とりあえずビール」と言ってしまう方、大正解です。ビールに含まれる炭酸ガスは、胃や消化器官を刺激して食欲を増進させる働きがあります。**ビールのホップと麦芽には、抗酸化成分**が含まれています。とくに麦芽100％のギネスビールは抗酸化力が抜群です。

日本酒を飲む場合は、吟醸酒よりも純米酒を選びましょう。なぜかというと、純米酒には、香りや味のキレをよくするために入れる醸造アルコールの使用が認められていないからです。醸造アルコールの原料の大半はサトウキビですが、遺伝子組み換え作物を使用している可能性があります。

ウイスキーなら麦芽、つまり「モルト」を選びましょう。ワインなら、ポリフェノールを多く含む赤がおすすめです。

ただ、お酒を飲む際に気をつけてほしいのが、いろいろな種類のお酒を飲む、いわゆる「ちゃんぽん」をすること。度を過ぎて飲むことになるため、せっかくの有害物質を取り除こうとする働きも無駄になってしまいます。

・最初に頼むのは卵や大豆製品を

卵は良質のタンパク質です。ビタミンB_2も多く含まれているため、スカベンジャー料理としても優秀。卵焼きやだし巻き卵がメニューにあれば、まずオーダーしましょう。

また大豆製品も良質なタンパク質であり、活性酸素の発生を防ぐイソフラボンが豊富に含まれていると同時に、肝臓の機能を強くするサポニンも含まれています。

納豆に含まれている吸収力のいいアルギニンや納豆菌は免疫力をアップしてくれます。ネバネバの元であるムチンは、胃の粘膜を保護してくれ、肝機能を高めます。

厚揚げ、冷奴、肉豆腐、オクラ納豆などがあれば卵料理と一緒に頼みましょう。お酒の飲みはじめに卵、豆腐、納豆を食べておけば、肝臓機能を強くする強力なスカベンジャー料理がそろうことになります。

・メインのおつまみには肉や魚料理を

メインのおつまみには、肉か魚料理を頼みましょう。肉も魚も良質なタンパク質です。豚肉には糖質をエネルギー化する際に必要なビタミンB_1が豊富に含まれ、メタボ対策にはもってこいです。

鶏肉に含まれるビタミンAは、粘膜を丈夫にする作用があります。牛肉に含まれるビタミンB_2には、脂質の代謝に関わり、粘膜を正常な状態に保つ働きがあります。揚げ物など調理方法に気をつければ、メタボの心配はありません。肉は避けるべき食材ではないのです。

魚は、マンガン以外の補酵素ミネラルをすべて含んでいます。ビタミンB_2を含んでいる野菜と組み合わせれば、体内にスカベンジャー酵素を作り出します。

魚にはアルコールによって発生したアセトアルデヒドを分解する水溶性ビタミンのナイアシン成分が含まれています。とくにカツオには多く含まれているので、血液をサラサラにする玉ネギと一緒にいただく「カツオのたたき」は理想的なメニューです。

また、なるべく体内に有害物質を入れたくなければ、調理過程に除毒効果のある火を通した料理がおすすめです。

肉料理なら豚の角煮やショウガ焼き、肉豆腐など。魚料理ならシメサバ、サバの味噌煮、西京焼きなど。調味料に漬けこんだり、煮こんだりする過程で、有害物質が溶け出すので安心できます。

・野菜も忘れずにオーダー

野菜類は、スカベンジャー補酵素とスカベンジャービタミンの宝庫です。居酒屋では野菜のメニューが少ないところもありますが、忘れずに頼むようにしましょう。

野菜に含まれるファイトケミカル成分は免疫力をアップさせ、食物繊維は有害物質を体内で吸収して、体外に排出してくれる働きや、コレステロール値の調整、メタボ予防などの働きがあります。

居酒屋で野菜を注文するならやはり、野菜サラダが手っ取り早いでしょう。その際、もしドレッシングを選べるなら、ゴマの入ったものを選んでください。

ゴマには、免疫力をアップさせるリグナンという成分や、スカベンジャー効果のある補酵素ミネラルやスカベンジャー成分であるセサミン、セサミノールが多く含まれています。セサミノールにはアルコールの分解を促す効果があるため、二日酔いの防止にもつながります。

・もう一品には貝類やヌルヌル野菜を

次に頼むなら、貝類やヌルヌル野菜です。貝類は肝臓の解毒作用を高めたり、コレステロールの排出を促し、コレステロール値を下げる働きのある胆汁酸《たんじゅうさん》の分泌を促して肝細胞の再生を助けるタウリンをたくさん含んでいます。

オクラ、モロヘイヤ、里芋、長芋などのヌルヌル野菜は、そのヌルヌル成分が胃壁を守り、傷ついた粘膜を修復します。また、肝機能強化の作用があるムチンも多く含まれています。

・酢の物や海藻、キノコ類も付け足す

ワカメやもずく、昆布などには、フコイダンという成分が含まれています。フコイダンは免疫力を高め、コレステロールや血糖値を下げてくれます。

海藻類には食物繊維も豊富なので、活性酸素の発生源を体外に排出してくれる働きもあります。キノコに含まれるβ-グルカンは、免疫力を高め、海藻類と同じく食物繊維も豊富です。さらに血中コレステロール値を下げるので、動脈硬化予防にもなります。またビタミンB_2は脂質の代謝を促し、メタボ対策にもぴったりです。

・〆はお茶漬けと一杯の緑茶で

お酒の〆はラーメンではなく、お茶漬けにしましょう。お茶漬けにはいろいろな種類がありますが、具材としては「サケ」か「のり」がおすすめです。この二つには、糖質や脂質をエネルギーに変える働きがあるからです。具材の選び方一つで、メタボ対策につながるのです。

お茶漬けでなくとも、サケかのりのおにぎりに、ワカメ、ナメコ、またはしじみの味噌汁にお新香という組み合わせもいいでしょう。

ご飯と味噌汁の組み合わせで良質のタンパク質や、解毒作用のスカベンジャー効果も高まります。

また味噌の発酵菌とお新香の乳酸菌が免疫力アップに一役買います。ワカメ、ナメコ、しじみにはいずれも肝機能をアップする働きがあり、活性酸素の排出を促進します。

最後は一杯の緑茶でおひらきとしましょう。緑茶に含まれるカテキンは抗酸化作用が高く、免疫力を上げ、血中コレステロール値を下げる働きもあります。また、脂肪や糖分の吸収をおさえるので、メタボ対策にもなります。

今までとり挙げた点を次ページに一覧表としてまとめておきます。

楽しいお酒の場をより長く、健康体で楽しめるよう参考にしてみてください。

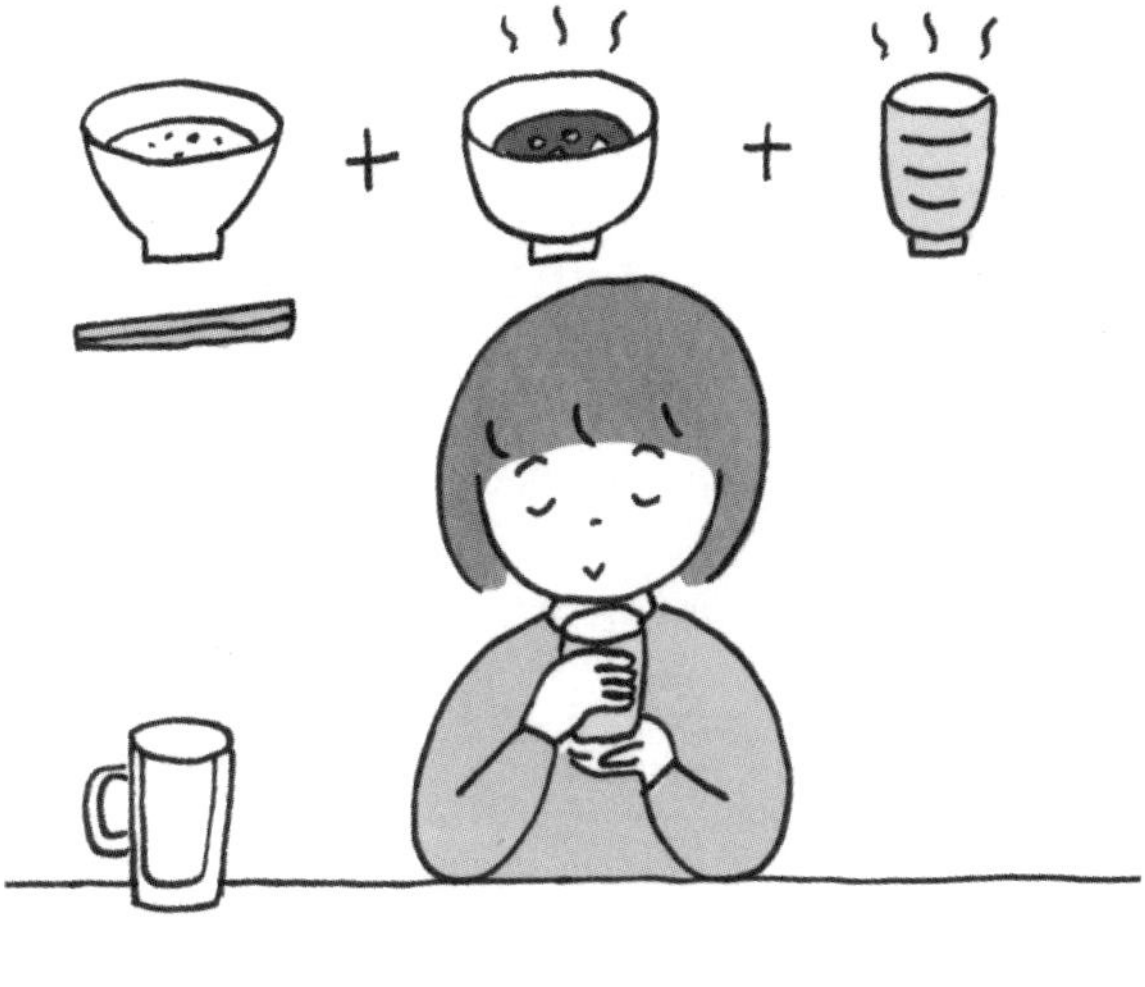

主な対策成分	主な健康対策
•麦芽、ホップ	•食欲増進 •活性酸素対策
•良質タンパク質 •スカベンジャーミネラル •ビタミンB群 •メチオニン(アミノ酸) •レシチン(リン脂質)	•活性酸素除去 •免疫力アップ •メタボ予防 •肝障害予防
•良質タンパク質 •スカベンジャーミネラル •ビタミンB群 •メチオニン(肉類レバー)	•活性酸素除去 •免疫力アップ •メタボ予防 •肝障害予防
•不溶性食物繊維 •スカベンジャーミネラル •ファイトケミカル •ゴマグリナン(ゴマ) •乳酸菌(漬物)	•活性酸素除去 •免疫力アップ •メタボ予防 •肝機能強化
•良質タンパク質、 •スカベンジャーミネラル •不溶性食物繊維 •ビタミンB群 •アルギニン(アミノ酸) •サポニン(配糖体)	•活性酸素除去 •免疫力アップ •メタボ予防 •肝機能強化
•水溶性食物繊維 •アルギン酸(水溶性食物繊維) •フコイダン(多糖類) •フコキサンチン(色素)	
•不溶性食物繊維 •ペクチン(水溶性食物繊維) •ビタミンB群	
•良質タンパク質 •スカベンジャーミネラル •タウリン(アミノ酸)しじみ •サポニン(配糖体)味噌	•活性酸素除去 •メタボ予防 •肝機能強化
•カテキン(ポリフェノール)	•活性酸素除去 •免疫力アップ •メタボ予防 •新インフルエンザ予防

居酒屋健康法のためのメニュー例

オーダー		メニュー例
区分	食材	
酒類	ビール	ギネスビール
先肴	卵類	だし巻き卵
	豆腐	湯豆腐、冷奴
酒類	酒、ワイン、焼酎	冷酒
主肴	魚類	さしみ、鍋物
	肉類	焼き鳥(レバー) モツ煮こみ、鍋物
副肴 1	野菜類	ゴマ和え おひたし サラダ 漬物
酒類	酒、ワイン、焼酎	冷酒
副肴 2	大豆類	いか納豆 まぐろ納豆
	海藻類	もずく酢 サラダ
	キノコ類	ナメコおろし和え ナメコ味噌汁、 シメジバター
終肴	飯類	おにぎり、のり茶漬け
	汁もの	味噌汁(しじみ)
上り	茶類	緑茶

6 常備してますか？ あなたの体を守る「スーパー食材10」

最後に、普段から常備しておくといい10のスーパー食材を紹介しておきましょう。

家庭に常備しておくだけでなく、出先で市販のお弁当を買ったときや、添加物が心配な加工食品を食べるときなど、どうしても解毒するのが難しいときに使える、どれも便利な食材ばかりです。ただし、これらのものを選ぶときも添加物の少ないものを選ぶようにしてください。

1 赤ジソふりかけ

小袋に入れて持ち歩くのもおすすめ。料理にサッとふりかければいいので、手軽に除毒対策ができます。シソには抗酸化作用があるので、高い除毒効果が期待できます。

また、魚や肉などの良質なタンパク質と組み合わせると強力なスカベンジャー酵素を体内に作ります。その上、スカベンジャービタミンもすべて保有しており、スカベンジャー成分のアントシアン、β-カロテン、ロズマリン酸も豊富に含む強力なスカベンジャー食材です。

2 ゴマ

有害物質の排出に効果がある不溶性食物繊維（セルロース）や、水溶性食物繊維（リグナン）が含まれ、スカベンジャー補酵素も全部そろっている上に、スカベンジャー成分（セサミン、セサミノール）も含んでいます。また、免疫力アップのリグナンも多く含まれています。

私はいつも、ジッパーつきの小さなビニール袋に白ゴマを入れて持ち歩いています。居酒屋で頼んだ煮物や冷奴にふりかけたり、サラダ、酢の物、丼物など、なんにでも合うのでおすすめです。

3　青のり

鉄分豊富で、解毒作用も抜群です。スカベンジャー補酵素もすべて保有しています。良質なタンパク質と組み合わせると、完全なスカベンジャー酵素を体内に作ることができます。さらに、スカベンジャービタミンもすべてそろっている、優秀なスカベンジャー食材です。

4　海藻類（カットワカメ、昆布、乾燥ひじきなど）

フコイダン、アルギン酸カリウム、コンドロイチン硫酸など、有害物質を体外に排出する水溶性食物繊維が豊富に含まれています。

また、フコキサンチン、フコイダン、β-カロテンは活性酸素を除去するスカベンジャー成分であると同時に、免疫力を上げる成分でもあります。

5 キノコ類（シメジ、エノキ茸、椎茸、舞茸、ナメコなど）

低エネルギーでありつつ、有害物質を体外に排出する食物繊維を多く含みます。活性酸素を除去するスカベンジャー成分、免疫力アップ成分も多く含んでいます。

6 納豆・味噌

大豆発酵食品である納豆と味噌には、有害物質を体外に排出する水溶性食物繊維と不溶性食物繊維が豊富です。またスカベンジャー酵素を体内に作るための良質なタンパク質、補酵素ミネラルをすべて保有しています。

7 鶏卵

栄養価の高い良質なタンパク質が鶏卵です。補酵素ミネラルもすべて保有しています。また、完全スカベンジャービタミン（ビタミンCを組み合わせる必要あり）も摂取できる、優秀なスカベンジャー食材です。

8 サケ

スカベンジャー酵素作りに必要な良質なタンパク質と補酵素ミネラルが全部そろう（マンガンの多い野菜と組み合わせる必要あり）、優秀なスカベンジャー食材です。強力なスカベンジャー成分と免疫力アップ成分を兼ねそなえた赤い色素のアスタキサンチンも含んでいます。

9 ヨーグルト（プレーン）

腸内環境を整え、免疫力のアップにも効果があります。ヨーグルトに含まれる乳酸菌は、腸内のビフィズス菌などの善玉菌を増やし、免疫力を強化します。良質なタンパク質であり、豊富に含まれるカルシウムが骨粗しょう症を防ぐ役割もします。デザートにおすすめです。

10 緑茶

苦味成分でポリフェノールの一種であるカテキンが含まれています。カテキンは緑茶だけでなく、番茶やほうじ茶にも含まれています。

カテキンはスカベンジャー成分であり、胆汁酸の排泄を高める、コレステロールの増加の防止、動脈硬化・血栓の抑制、抗がん作用も認められています。そのほか、強い抗酸化力があり、免疫力を強めるビタミンＣや高血圧予防のカリウムも含まれています。

4章

毒を消す！　下ごしらえの基本

1 どんな食材にも使える！効果抜群の除毒の知恵とテクニック

「洗う」「ゆでる」「皮をむく」「アクを取る」など、昔から行われている食材の下ごしらえ。この下ごしらえは、有毒物質、とくに残留農薬の除去に効果があると同時に、おいしさを引き出す知恵でもあります。どんなにいい食材でも完全に安心できるものは残念ながら少ないものです。しっかりとした下ごしらえをし、除毒・解毒したもので食材を組み合わせる、それが免疫力を上げる食事となります。拙著『危ない食品たべてませんか』（三笠書房）にも詳述していますので、参照してみてください。

洗う・ゆでる

直接農薬がふりかかる野菜には多くの有害物質が残っています。簡単に取り除く方法としてまず第一に行いたいのがお湯や水を使って「洗う・ゆでる」方法です。水で洗い流すことによって、有害物質はもちろん、食材についている土や虫なども除去できます。

●ふり洗い

食材をザルに入れ、ザルごと流水にさらしてふりながら洗います。満遍なく洗うには5回ほどふるのを目安にします。

●アク抜き／アクを取る

アクには不安物質が濃縮されています。野菜などを水にさらしたりゆでたりしてアクを抜くことで、残留農薬や硝酸塩、一部のダイオキシンを減らせます。また、煮こみ料理ではていねいにアクを取るのが基本。料理もおいしく仕上がります。

●湯通し

食材に熱湯をかけたり、短時間さっとゆでること。湯は水よりも除毒効果が高く、食材の不安物質を取り除くことができます。

●ゆがく

湯通しと似ていますが、こちらは沸騰している湯の中に食材を入れて熱を通します。短時間で大丈夫です。野菜の場合、1分程度なら栄養素がたくさん抜け出すこともありません。

●ゆでこぼす

食材を熱湯でゆでたあと、ゆで汁を捨てることです。水溶性の不安物質を除去できるほか、アクや渋み、ぬめりなどの不要成分を取り除くこともできます。

●油ぬき

油揚げやさつま揚げなどの油で揚げた食材に熱湯をまわしかける、または熱湯でひと煮立ちさせてザルにあげ、余分な油を落とす方法。揚げ油は酸化して有害物質を発生することがあります。熱湯をかけることでこれらを落としやすくします。

切る

野菜の皮などには残留農薬が付着していることが多いので、必ず皮をむきましょう。また、野菜は切ったところから有害物質が溶け出します。料理に合わせて切り方を工夫することでかなりの除毒効果が期待できます。

ポイントは細かく切ること。そうすることで溶出面積が増え、有害物質が溶出していきます。ここでは代表的な切り方を紹介します。

●薄切り／千切り

素材を薄く切る薄切りや、細く切る千切りは、素材の表皮の下層が多く露出します。そのため、水に触れる面積が増えて、除毒効果が高くなります。

●みじん切り

千切りにしたものをさらに細かく小口から刻むこと。細かく切れば切るほど除毒効果が高くなる、除毒効果抜群の切り方です。

●輪切り

キュウリや大根、レンコンなど、切り口が円形の野菜を繊維に直角に切ること。隠し包丁（後述）を入れると、除毒効果がアップします。

●いちょう切り／拍子木《ひょうし》切り

輪切りを縦半分の半月切りにし、さらに縦半分にしたのがいちょう切り。1㎝幅に輪切りにしたあと、繊維に沿って1㎝幅の棒状に切ったのが拍子木切り。切り口の面積がより広い拍子木切りのほうが、より除毒効果があります。

●小口《こぐち》切り

キュウリ、長ネギ、ゴボウなどの細長い食材を端から切る切り方。みじん切りほどではないものの、細かく切ればそれだけ除毒効果も高くなります。

●**ささがき**

ゴボウや人参など、食材を回しながら、包丁で削るようにして切ります。表面積が大きくなるので、除毒効果がアップします。

●**隠し包丁**

見た目ではわからないような浅い切りこみを入れることで、火の通りをよくし、味をしみこみやすくします。また、表皮に切りこみを入れることで、有害物質が溶け出しやすくなります。

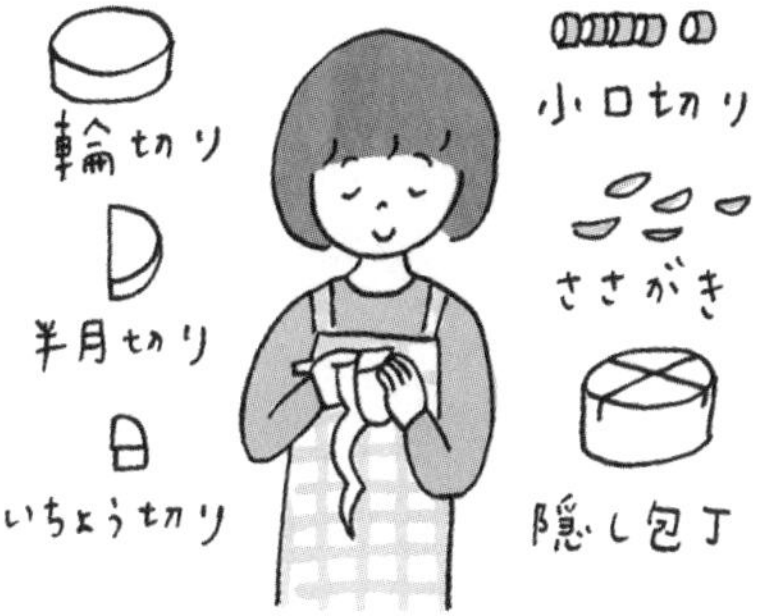
輪切り
半月切り
いちょう切り
小口切り
ささがき
隠し包丁

むく

野菜の表面や皮に残っていることが多い農薬などの有害物質。皮をむくことで、これらはかなり軽減することができます。

表面に付着した有害物質が、中まで浸透することはほとんどないので、皮を厚めにむくことで、除毒効果は高くなるといえるでしょう。

●皮をむく

先述したように、皮は厚くむくのがポイント。表皮のすぐ下には、クチクラ層という層があり、農薬やダイオキシンが浸透するのは、このクチクラ層までです。皮を厚くむいてクチクラ層を取り除くことでかなり安心できます。

●こそげる

ゴボウやショウガの皮、魚のウロコなどの表面を削るようにします。ゴボウなどは泥を洗い流してこすり洗いし、包丁の背で表面の皮をこそげれば、十分な除毒になります。

●湯むき

トマトの皮をむくとき、ヘタの反対側に十字の切りこみを入れ、さっとゆでるか熱湯をかけて皮をむく方法。

残留農薬などの有害物質は、トマトの果肉部分にはほとんど残っていないことがわかっています。つまり、トマトは皮をむいてしまうだけで大丈夫。湯むきなら簡単に皮がむけます。

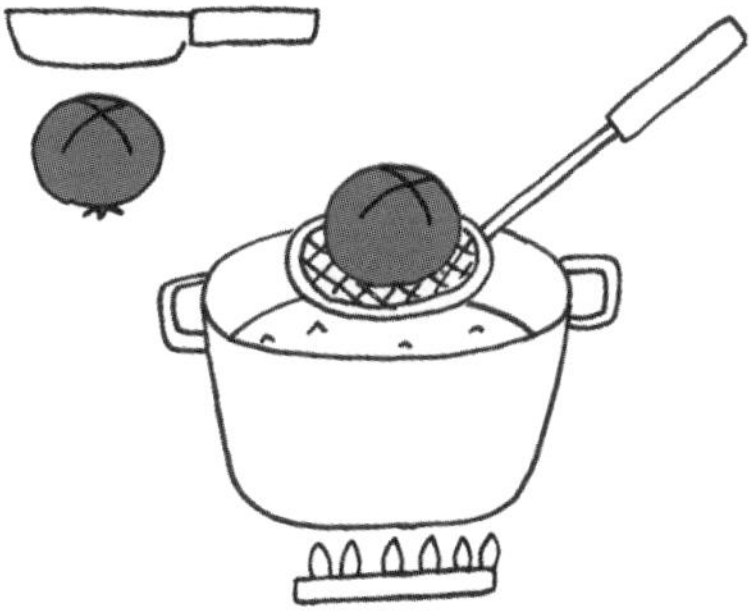

調味料を使う

塩や酢、しょうゆや味噌などの調味料には食品から有害物質を引き出す力があります。たとえば食材に塩をふっておくと、有害物質を含んだ水分がしみ出てきます。また、酢は寿司やマヨネーズなどからもわかるように、防腐・殺菌効果が優れていて、食材の保存性を高めてくれます。

181ページに調味料を使ってどのくらい除毒できるのか、テストした結果もありますので、あわせて参考にしてください。

●ふり塩

主に魚や肉の下ごしらえとして、手に塩を盛り、食材の20〜30㎝ほど上から手を揺らしながら塩をふります。魚の生臭さが消え、うま味もアップします。

●塩もみ

刻んだ野菜に塩をふって、10～15分置いて食材の水分を引き出す方法。野菜がしんなりしてきたら水気をしぼります。

●板ずり

キュウリやフキなどに塩をまぶしてまな板の上で転がすと、表面の傷からクチクラ層の有害物質が溶け出します。

●酢洗い

魚介類の酢の物を作る際の下ごしらえとして。酢または同量の水で薄めた酢の中で食材をふり洗いします。生臭さが消え、身が締まります。

●酢じめ

魚にたっぷり塩をふり、しばらく置いてから水で洗い、水気をふきとったあと、魚がかぶるくらいの酢に20分以上つけます。この酢で有害物質が引き出されます。シメサバなどでおなじみの方法。

●しょうゆ洗い

和え物、おひたしの下味に。食材にしょうゆをふりかけ、軽く和えてからしぼる方法。臭みをとり、食材の水っぽさもなくなります。

●割りじょうゆ

しょうゆをだし汁、酒、みりん、酢、かんきつ類のしぼり汁などで薄めて利用すること。しょうゆは実験で検証した結果、原液よりも薄めたほうが除毒効果が高くなりました（181ページ参照）。

●味噌漬け

食材を味噌に漬けること。野菜、肉、魚介類などに。漬けた味噌は使わず捨てましょう。

2 野菜の安全な食べ方

野菜のおもな不安物質には以下の「①残留農薬」「②硝酸塩《しょうさんえん》」「③ダイオキシン」があります。

①残留農薬

水に溶ける性質の農薬はおもに野菜の表面に残留しています。一方、殺虫剤などの油に溶ける性質の農薬は、野菜の表皮の下層にあるクチクラ層と呼ばれるところに溶けこんでいますが、野菜の内部にまで浸透することはまずありません。

②硝酸塩

硝酸塩は加熱されることなどで亜硝酸塩に変化し、体内に入ると有毒物質を作ってしまう可能性があります。野菜の中には、高濃度の硝酸塩を含んでいるものがあります。水に溶ける性質もあるため、野菜全体に残留していることが考えられます。

③ダイオキシン

ダイオキシンは環境ホルモンの中でも毒性が強いものです。大気中のダイオキシンは風塵《ふうじん》などの微粒子に乗って、野菜の表面に付着します。表皮の下にある油層《ゆそう》にたまることもあります。

野菜によってこれらの物質がたまりやすい部分がありますが、下ごしらえをきちんとすることによって、かなり減らせます。

野菜は種類が多いので、代表的なものの除毒テクニックを紹介します。

キャベツ　外側の葉を取り除く

一番外側の葉に有害物質が付着している可能性があるので、外側の葉を1枚取り除きます。これで不安はかなり軽減されます。生で食べる場合は、切ってから水にさらしておきましょう。炒め物をする場合は、30秒ほどゆでこぼしてから使いましょう。

レタス　外側の葉を取り除く

キャベツと同様、有害物質が一番残留している外側の葉を取り除きます。サニーレタスは流水に浸してからふり洗いをしましょう。

ホウレンソウ　流水につけてふり洗い後、ゆでこぼす

ホウレンソウは残留農薬や硝酸塩が付着している可能性がとても高い野菜です。ボウルに水を流しながら5分ほど漬けておき、その後、5回ほどふり洗いをします。次に2cm幅に切り、たっぷりの沸騰したお湯で30秒～1分ほどゆでこぼします。コツは、切ってからゆでること。切ることで表皮の下のクチクラ層を露出させ、有害物質が溶け出しやすくなります（185ページ実験参照）。

玉ネギ　薄皮をむく

玉ネギの上下を浅く切り落とし、芽のほう（上部）から茶色の薄皮をむくだけです。玉ネギは、可食部が地下で育つため、薄皮をむくだけで農薬やダイオキシンの不安の大部分は取り除かれます。それだけでは不安な場合は、茶色い薄皮の下の緑色がかった皮も1枚むいておきましょう。みじん切りにして使えば、さらに有害物質の溶出面積が広がり、安心です。

人参　こすり洗いをしてから皮むきで仕上げ

まず流水にあてながらスポンジなどでこすり洗いをします。その後、ピーラーなどで皮をむけば完璧です。表皮の下のクチクラ層に染みこんだ有害物質も除去できます。

ジャガイモ　こすり洗いをしてから皮をむく

人参同様、流水でスポンジを使ってこすり洗いをします。皮をむくことでクチクラ層まで浸透した有害物質を取り除けます。また緑色になっている部分や、芽の出ているところも包丁でしっかり取り去りましょう。緑色の部分と芽の出ているところは、ソラニンという有害物質による食中毒の恐れがあります。調理の前には、水にさらしておくと、一層安心できます。

大根　流水でこすり洗いしたあとに皮をむく

根を流水にあて、スポンジでしっかりこすり洗いをして泥を落としましょう。皮をむいて使えばなお安心です。大根の葉は、残留農薬の不安があるので、2㎝幅に切ったあと、熱湯で2分程度ゆで、冷水にさらして水気を切ってから使いましょう。

キュウリ 流水で洗ったあとに板ずり

キュウリは農薬を直接かけていることが多い野菜。流水でしっかりとこすり洗いをします。その後、まな板にキュウリをのせて板ずりをしましょう。塩でキュウリの表面に傷がつき、そこから有害物質は溶出します。仕上げに流水で洗い流します。

ピーマン こすり洗い後、千切りしてゆでる

ハウス栽培などで農薬の不安が大きいため、除毒をしっかりしましょう。流水でこすり洗いをしてから、千切りにすると安心。千切り後、沸騰したお湯で30秒ほどゆでてから冷水にとって冷まします。

モヤシ　ひげ根を取って水にさらしておく

面倒でもひげ根を取ることがコツ。ひげ根には、栽培の際に使われた薬品などが残留していることがあります。水洗い後、たっぷりの水にさらしておきます。

ブロッコリー　小房にわけてからゆでる

病害虫に強い上、農薬やダイオキシンが残留しにくいので、小房にわけてゆでるだけで十分です。水洗いだけでは落ちない表皮下の残留物質もこれでかなり取り除けます。

3 肉の安全な食べ方

肉類を食べる際の不安物質としては、抗菌性物質（合成抗菌剤、抗生物質）、女性ホルモン、農薬があります。女性ホルモンは耳慣れないかもしれませんが、雄牛の肉を雌牛なみにやわらかくするため、耳のつけ根のあたりに女性ホルモンを埋めこんでいるのです。肉類にはこれらがたまりやすい部位があるので、食べるときはその部分を避けることが賢明です。

抗菌性物質は牛・豚・鶏の肉部や肝臓に、女性ホルモンは牛の肉部や肝臓にたまりやすいとされています。農薬やダイオキシンは牛・豚・鶏の脂肪に残留しています。どの肉も食べるときには、脂身を切り落とし、次に挙げる下ごしらえをしましょう。

牛肉

まず、脂身をていねいに取り除きます。その上で、以下のいずれかの方法で下ごしらえをしましょう。

●ゆでる

湯通ししたり、薄切りや細切り、角切りなどにして、さっとゆでます。脂肪内の有害物質を除去します。

●アクを取る

有害物質はアクとなり溶け出します。シチューやカレーなどの煮こみ料理の際には、表面に浮いてくるアクをていねいに取りましょう。

●下味をつける

調味液、タレ、味噌などに肉を10分ほどつけ、下味をつけます。調味液は一度捨て、肉についた調味液を軽くふきとってから、新しい調味液につけ直します。

豚肉

脂身はていねいにカットします。その上で、以下のいずれかの方法で下ごしらえをしましょう。

●水からゆでてアクを取る

豚肉はなるべく薄く切り、溶出面積を大きくします。水からゆでてアクを取りましょう。水からゆでることで脂肪がより十分に落とせます。

●下味をつける

調味液、タレ、味噌などに肉を10分ほどつけ、下味をつけます。調味液は一度捨て、肉についた調味液を軽くふきとってから、新しい調味液につけ直します。ただし豚肉の淡白な味を壊さないように、最初の調味液は2倍程度に薄めましょう。

鶏肉

脂肪と皮をていねいにカットします。皮の部分は脂肪が多い箇所なので、ていねいに切り落としましょう。その上で、以下のいずれかの方法で下ごしらえをします。

●斜めそぎ切りにしてつけ汁に漬ける

切り口を広くして有害物質を溶出しやすくするために、斜めそぎ切りに。照り焼きや唐揚げなどで下味をつけるときは、タレやしょうゆなどで作ったつけ汁を2倍に薄めたものに10分ほどつけます。つけ汁は一度捨て、新しいつけ汁に再度漬けます。

●蒸す

蒸し鶏などメニューは限られてしまうものの、蒸すことで有害物質が減らせます。蒸したあとの皿などにたまった汁は、使わずに捨てましょう。

4 魚の安全な食べ方

有機水銀やダイオキシンなど有害物質の心配が大きいのが魚介類です。有機水銀がたまりやすい部位は、頭やワタです。ダイオキシンは、エラや内臓、脂肪部分によくたまります。危険部位は、下ごしらえで取り除くことが第一です。調味料を使った除毒も効果があります。近海魚や養殖魚を食べる際は、より一層、除毒をしっかりと行いましょう。

魚

魚のウロコを取り、きれいに洗います。次に有害物質が蓄積しやすいエラやワタ、頭などの危険部位を落とします。おろしたあとは、ぬめりや血などを落とし、腹の中まできれいに洗います。切り身の魚の場合も、調理の前に表面をしっかり洗いましょう。しょうゆなどにつけたり、酢洗いするのも、除毒効果をアップします。

貝

購入する際は、旬のものを選ぶことが大切。貝の種類によって除毒方法が違うので、代表的なものをいくつか紹介します。

●砂抜き

アサリやハマグリは3％の塩水に、シジミは真水につけて一晩置きます。静かで暗い場所に置くと、砂や土を吐くだけでなく、有害物質も排出します。

●水洗い

貝の殻は汚れているので、流水で貝をこすり合わせながら洗い流しましょう。むき身の場合はザルに入れて、塩を少々ふって、ボウルにためた水の中でふり洗いをします。砂抜きをしたあとの貝も、こすり合わせながら水洗いします。

●湯通し

アオヤギはザルに入れて沸騰したお湯に通し、すぐに冷水にとって冷まし、水気を切ります。

●大根おろし洗い

これも昔ながらの下ごしらえの方法です。たっぷりの大根おろしの中にカキのむき身を入れて混ぜます。カキをザルにあげ、ボウルに水を流し入れながら、2、3回ふり洗いします。大根おろしは化学汚染物質を引き出す力がとても強いといわれています。アサリやシジミのむき身にも使える方法です。

●酢の物にする

下ごしらえの段階で、2倍に薄めた割り酢で酢洗いをしてから、酢の物を作ります。酢洗いした割り酢は捨てましょう。

5 果物の安全な食べ方

スーパーにはたくさんの輸入果物が売られています。輸入品は残留農薬が多いというイメージから、国産の果物を選ぶようにしている方も多いでしょう。

ところが、日本で使われている農薬は、安全性についての審査が通ったものとはいえ、使われている量の多さは世界一です。まずは旬のものを選ぶことが大切ですが、輸入・国産に関わらず、除毒テクニックを使って、不安物質のリスクを軽減していきましょう。

リンゴ　流水でこすり洗いをしたあと、皮をむく

スポンジを使って流水でしっかり30秒ほどこすり洗いをします。これで表皮の農薬やダイオキシンを除去できます。その後、皮をむけば、クチクラ層ごと除去できます。

切りわけたリンゴは塩水につけておくと、変色を防げるだけでなく、内部の有害物質を流出させることができます。

イチゴ　流水につけてからふり洗い後、ヘタを取る

病害中に弱いために農薬の使用が多い果物です。加えて、表面がデコボコしているため農薬が残りやすく、ていねいに洗う必要があります。まず、流水に5分ほどつけてから、ザルに入れて5回ほどふり洗いをしましょう。ヘタは、洗ってから取りましょう。洗う前に取ってしまうと、切り口から有害物質が入ってしまうためです。

ミカン　表面をアルコールでふく

心配なのは、添加物を含むワックスで見た目を艶《つや》やかにしたり、日持ちをよくしたりしていることです。ワックスを落とすためには、焼酎などアルコールを含ませたティッシュペーパーで表面をふくこと。これでワックスはふき取れます。

6 実証実験してみました！ 下ごしらえのすごい除毒効果

これまでさまざまな除毒方法をまとめてきましたが、この項では、私が実際に調理して、除毒効果があるかどうかをテストした結果をまとめていきます。

使用した食材は輪切りしたソーセージ、スライスしたハム、ホウレンソウ、かんすいの入った中華麺、ぬか味噌、バナナです。

少し専門的な表現も出てきますが、数値化することでよりリアルに除毒効果を感じていただけると思います。

そして、いずれの除毒方法もご自宅にあるもので簡単にできるものです。ぜひいつもの料理の際にひと手間かけてみてください。それが「食」の安全につながります。

実験結果

しょうゆや大根おろしのすごいパワー!

Aのしょうゆではソルビン酸の除去率は約25%、亜硝酸塩は約30%除去。

Bの2倍に薄めたしょうゆでは、ソルビン酸の除去率は約30%、亜硝酸塩は約36%除去。

Cの大根おろしでは、ソルビン酸の除去率は30%、亜硝酸塩も30%除去。

POINT

このことから、下ごしらえでしょうゆや大根につける方法は、有害物質を減らす効果があることが推定でき、有効であることがわかりました。

なお、しょうゆそのままより、水で2倍に薄めたしょうゆのほうが、除去率が高いこともわかりました。

大根については、カキの汚れを大根おろしで除くという方法がありますが、この実験からも環境汚染物質を引き出す効果があると考えられます。

実験
1

つける

ソーセージの保存料と発色剤はどのくらい減らせるか?

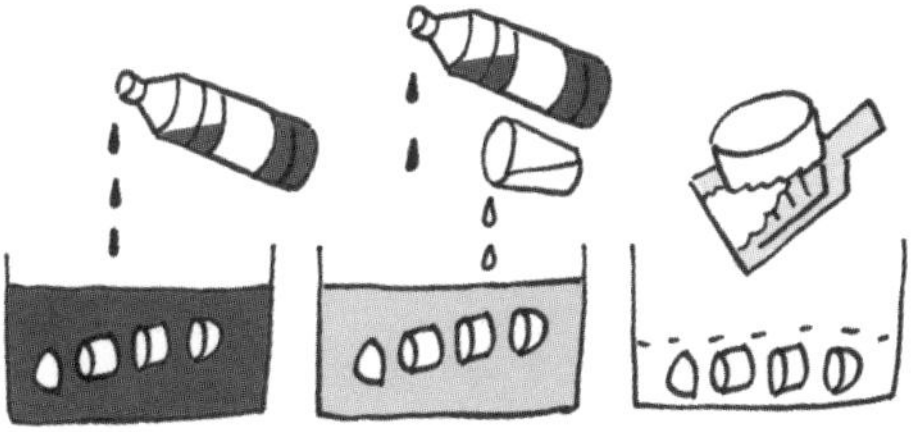

実験方法

ソーセージの輪切り10gを以下に各10分間浸し、ソーセージの保存料(ソルビン酸)、発色剤(亜硝酸塩)を抽出する。

A.しょうゆ30ml
B.2倍に薄めたしょうゆ30ml
C.大根おろし100g

実験結果

たった1分で驚きの効果!

保存料(ソルビン酸)、発色剤(亜硝酸塩)を約30%除去。

POINT

薄くスライスしたものなどは、短時間の湯ぶりでも有害物質を減らすことができると推定されます。
同様に「湯通し」「油抜き」「霜降り」などの下ごしらえも、除毒効果があると考えられます。

実験
2

湯ぶり

スライスしたハムの保存料と発色剤はどのくらい減らせるか？

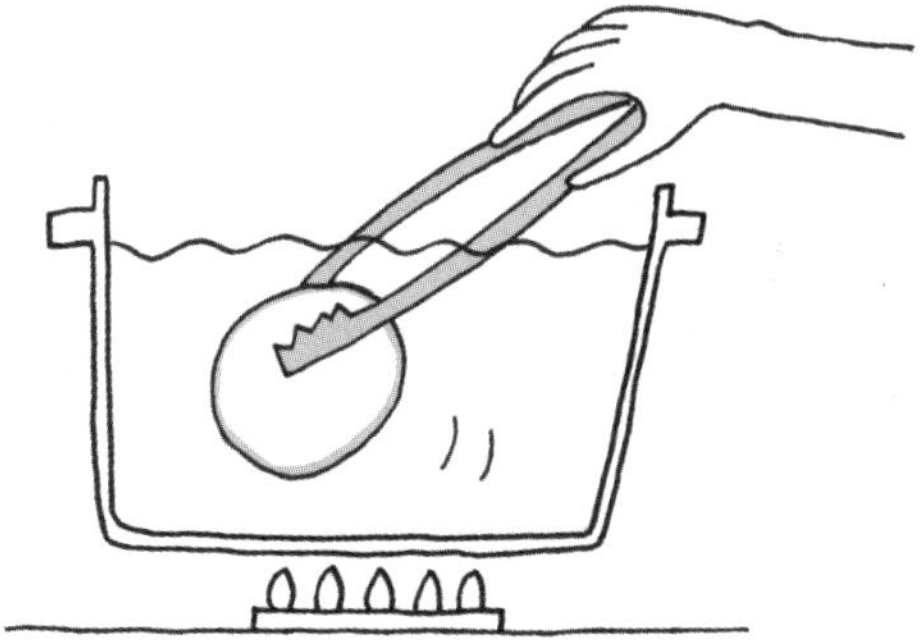

実験方法

スライスしたハム10gをたっぷりの沸騰した湯の中でしゃぶしゃぶのように1分間湯ぶりする。

実験結果

なんと2倍もの違いが！

Bのザク切りのゆで汁の硝酸塩はAのそのままのゆで汁の約2倍に。

POINT

ホウレンソウを2cm幅のザク切りにしてゆでこぼすほうが、硝酸塩の流出効果がいっそうあることがわかりました。なおザク切りにしない場合でも硝酸塩が減ることもわかりました。「ゆでこぼし」は、硝酸塩などの有害物質を減らすのに有効だということです。

また、ウインナーソーセージを使ったテストでは、ゆでこぼしも効果的という結果も。その際、切れ目を入れてゆでこぼすと2倍の除毒効果がありました。

実験
3

ゆでこぼす

**ホウレンソウをそのままゆでる場合と
2㎝幅のザク切りにしてゆでこぼす場合、
硝酸塩はどのくらい減らせるのか？**

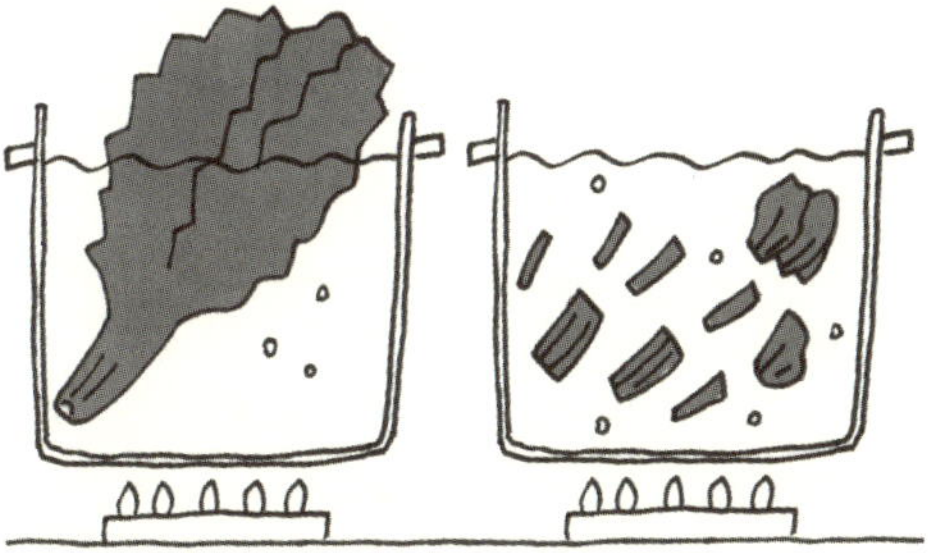

実験方法

A.ホウレンソウ50gを切らずにそのまま300mlの熱湯で1分30秒ゆでる

B.ホウレンソウ50gを2㎝幅にザク切りにし、300mlの熱湯で1分30秒ゆでる

実験結果

そのひと手間が安全につながる!

液性を調べるpH《ペーハー》試験紙で調べたところ、
Aはp H8でした。
BはpH7でした
※pHは、水素イオン濃度指数。7より数字が小さいほど酸性、大きいほどアルカリ性。

POINT

この結果は、ゆでこぼすにしたがって、かんすいが減っていることを示しています。かんすいが減るということは、ほかの添加物も減るということです。

pH7(中性)とpH8とでは数字の差は1ですが、10を底とする対数なので水素イオンの濃度には10倍の違いがあります。2違うと100倍の違いがあということです。

実験 4

ゆでる

「かんすい」の表示のある中華麺をゆでると そのゆで汁へのかんすいの流出は？

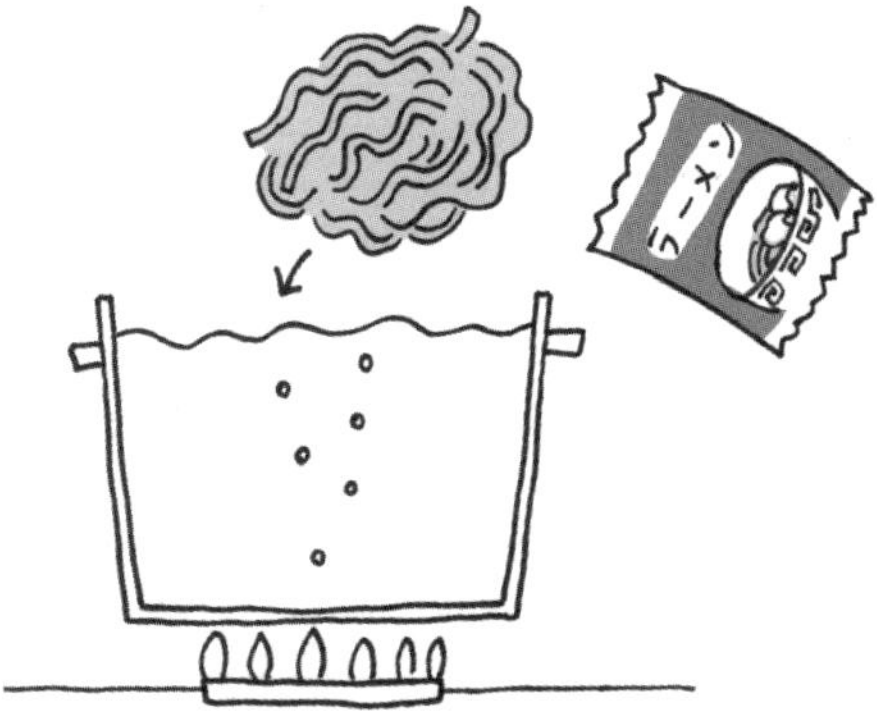

実験方法

A.沸騰している湯500mlの中に中華麺80gを入れ、ほぐしながら5分間ゆでる

B.Aのゆで汁を取り除いた中華麺を、さらに沸騰した湯500mlに入れ、ほぐしながら5分間ゆでる

実験結果

ぬかは替える、が新常識!

一昼夜漬けたところ、10ppmのソルビン酸が大根に移行し、二昼夜では20ppmのソルビン酸が大根に移行。

POINT

野菜などを漬けたぬか味噌に残留農薬が蓄積していた場合、たとえ無農薬野菜を漬けたとしても、その野菜は無農薬漬物ではなくなる可能性があるということです。ぬか漬けは古いぬか床を代々大切にしてきましたが、現代ではこれは考え直す必要があります。ぬか床の種分だけ残して、年に1回はぬかを替えることをおすすめします。

実験
5

漬ける

ぬか味噌の中の保存料は、漬けた大根へ移行するか

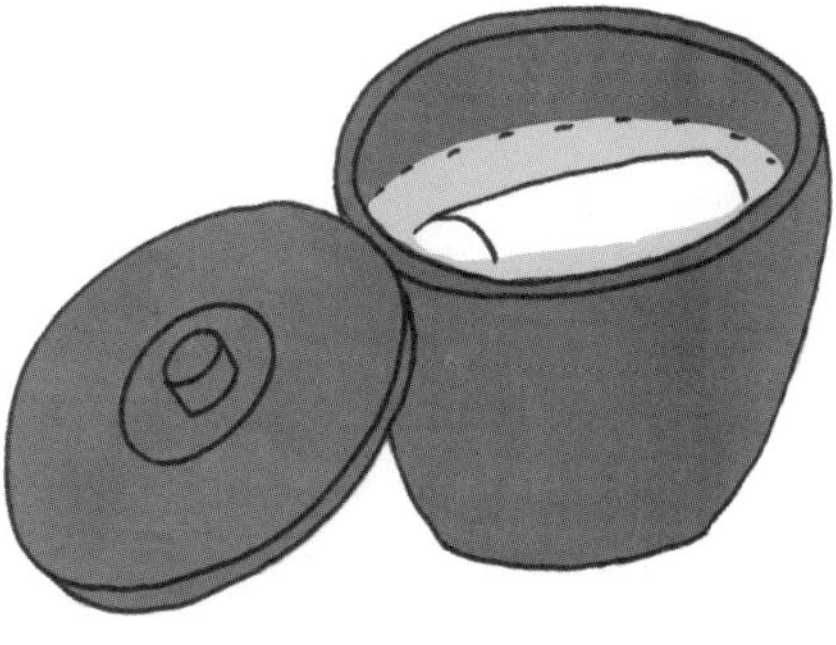

実験方法

ぬか味噌に保存料(ソルビン酸)が100ppmになるように混ぜたものに大根100gを縦割りにしたものを漬ける

実験結果

軸元1cmがカギ!

バナナの軸元の部分がはっきり発色し、皮をむいた果肉の軸元から1cmまでには、弱いながらもBHAの浸透が認められました。

一方、軸元のほうから1cm以上、2cmまでの部分からはBHAの浸透は認められませんでした。

POINT

BHAは農薬ではなく添加物の酸化防止剤ではありますが、バナナへの有害物質の浸透は果肉の軸元のほうの1cmくらいまでと推定できます。

このことからバナナは皮をむき、軸元のほうの1cmくらいを切り落とせば、安心な食べ方になると考えられます。

実験
6

軸元から切り落とす

バナナの果肉を酸化防止剤に浸けると、
どう浸透するか？

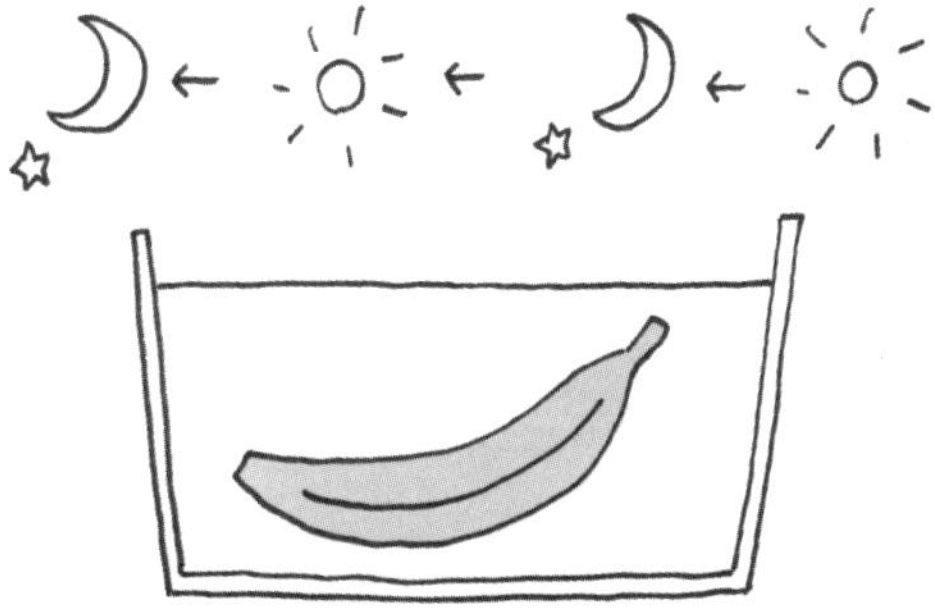

BHA濃厚液

実験方法

5%のBHA濃厚液にバナナを皮つきのまま二昼夜浸ける

5章

日本の伝統食・和食は最強の「組み合わせ献立」

1 日本の伝統食の組み合わせには最高の解毒効果が！

今や世界で人気となっている日本の伝統食、和食。和食の構成としては以下が理想とされています。

・ご飯と味噌汁（具だくさん）
・小鉢料理（漬物か納豆か酢の物など交互に一品）
・主菜（肉類・魚介類・卵料理のどれかを交互に一品）
・副菜1（野菜）
・副菜2　海藻類かキノコ類どれか交互に一品。ときにはヌルヌル野菜
・食後の果物
・お茶

では、なぜこの構成がいいのか、それぞれの効果について説明しましょう

ご飯と味噌汁の効果

ご飯と味噌汁の組み合わせを考える前に知っておきたい栄養素のお話をします。人間が生きていくために必要な成分を栄養素といいます。

この栄養素の中でも**「タンパク質」「脂質」「炭水化物（糖質）」は特に大事なもので、これらを「三大栄養素」**といいます。

28ページでも説明したように、タンパク質は筋肉や血液などを作るもととなり、脂質や炭水化物は体や脳のエネルギー源となります。

タンパク質は私たちの体を作る大事な栄養素。これらが不足し、十分なタンパク質が得られないと、疲れやすかったり、肌荒れ、筋力の衰えなど、さまざまな不調をきたすことになります。

では、なぜご飯と味噌汁がいいのでしょうか？

それは、**ご飯に含まれるアミノ酸と、味噌汁に含まれるアミノ酸を合わせると、ちょうど9種の必須アミノ酸がそろう**からです。

ご飯は7種類のアミノ酸が基準をオーバーしていますが、リジンとスレオニンが基準に達していません。

一方、味噌は、リジンとスレオニンは、基準をオーバーしていますが、含硫アミノ酸だけが基準に達していません。

こうした理由から、ご飯と味噌を組み合わせ、互いを補うことで、基準値の必須アミノ酸がそろい、免疫力アップに必要な良質タンパク質が、体内で作られるのです。

これがご飯と味噌汁の組み合わせが最高である理由なのです。

小鉢料理（漬物・納豆・酢の物）の効果

(1)漬物

腸内の調子を整えてくれる乳酸菌には2種類あります。一つはチーズやヨーグルトなどに含まれる動物性の乳酸菌、そしてもう一つが漬物などに含まれる植物性の乳酸菌です。

動物性に比べると植物性のほうが熱に強く、腸内まで生きて届くといわれています。漬物に含まれる植物性の乳酸菌が腸を整え、善玉菌が増えることで、免疫力もアップします。

また、ぬか漬けの野菜には、ぬかから多量のビタミンB_2が移行します。これは、糖質をエネルギーに変えるために欠かせないビタミンで、メタボ対策になります。そして、ぬか漬けに使う、茄子やカブなどは、カリウムの多い野菜です。カリウムはナトリウムの排出を促して、血圧上昇を防ぎ、動脈硬化の予防にもなります。

なお、ぬか漬けが苦手という方は、キムチでもピクルスでもＯＫ。いずれにも乳酸菌が含まれています。

(2) 納豆

納豆は良質なタンパク質を多く含んでいます。このタンパク質をもとに、悪玉活性酸素を除去するためのスカベンジャー酵素が作られるのですが、29ページで説明したように、その際5つのミネラル、すなわち、「鉄・銅・亜鉛・マンガン・セレン」が必要となります。

納豆には、なんとこれらが全部そろっているのです。つまり、スカベンジャー酵素を体内で合成する材料を単独で全部含んだ、数少ない食品の一つ、すなわち、健康長寿食なのです。

また、納豆に含まれるアミノ酸「アルギニン」は免疫力をアップする働きがあり、特に納豆のアルギニンは吸収がよいことでも知られています。このように、納豆は活性酸素対策や免疫力アップのための成分の宝庫です。加えて、ビタミンB_2も豊富で、これは、エネルギー代謝にかかわるメタボ対策の大切な成分です。

その他、骨の形成に役立つビタミンK_2、これは、骨粗しょう症の予防に役立ちます。

また、納豆菌には、強い殺菌作用があり、O－157や赤痢菌など、人体に有害な菌の発育阻害の効力もあるなど、納豆を食事にプラスするだけで大きな効果が期待できます。

あえて難をいえば、ビタミンAとCが不足していますので、200ページでご紹介する副菜でビタミンAとCをとれば、無敵のバランス食となります。

（3）酢の物

酢には食材に含まれる**ミネラルの吸収を促進する働き**があります。ミネラルの吸収が促進されれば、活性酸素を減らすスカベンジャー酵素の合成の後押しになります。

また、酢には食材中の有害物質を引き出す除毒の働きがあり、これが体内の活性酸素発生量を少なくするとともに、メタボ症状の一つ、代謝阻害を防ぎます。

さらに酢を使った料理は、減塩にもつながります。塩気が足りない料理は味気ないものですが、酢を加えると味つけが補え、自然と塩分を控えることができるのです。

酢の物はメタボ関連の高血圧予防にも最適なのです。

主菜の効果

肉や魚介類、卵を使う主菜は体内でスカベンジャー酵素を作り、免疫力を上げるのに必要な良質タンパク質を多く含んでいます。

強いて言えば、スカベンジャー酵素を作るのに必要な5種の補酵素ミネラルのうち、マンガンが不足しています。しかし、次の「副菜1」の野菜のほとんどに含まれているマンガンと合わせれば、必要なミネラルがそろい、スカベンジャー酵素が合成されます。

とくに食卓によくあがる、アジ、イワシ、カツオ、サケ、サバ、サンマ、トビウオ、マグロなどの青背魚に含まれるＥＰＡは、血管をしなやかにし、血液をサラサラにすることで、メタボによって引き起こされる動脈硬化、心筋梗塞《しんきんこうそく》、高血圧などの予防の役目をします。また、カリウム成分が、ナトリウムの排泄を促し、メタボによって引き起こされる高血圧予防の役目も担います。

そして、卵に豊富に含まれるビタミンB_2が、タンパク質や脂肪の代謝を助け、メタボ予防になります。

副菜1（野菜）の効果

野菜には体内の活性酸素の害を防ぐのに必要な、**スカベンジャービタミンA、C、E**がそろっているものが多くあり、これらもビタミンＡ、Ｃ、Ｅの頭文字をとり、**「エース野菜」**といいます。

エース野菜は、あさつき・明日葉・カボチャ・クレソン・小松菜・シソ・シシトウガラシ・セリ・タアサイ・大根の葉・なばな・ニラ・野沢菜・パセリ・ブロッコリー・ホウレンソウ・春菊・ミツバ・芽キャベツ・モロヘイヤ・サニーレタスなどです。その他にもカリウム、マグネシウム、カルシウムが含まれており、これらは高血圧予防にもなります。

しかし、残念ながら、これらにはビタミンB_2が不足しています。よってこれを、ビタミンB_2を多く含む主菜（肉類・魚介類・卵料理）で補えば、スカベンジャービタミン（A・B_2・C・E）がそろい、立派な活性酸素防衛食材となります。

食べ方として、とにかく、1日3種類は食べること、また、できれば400g以上とれれば完璧です。

その理想的な内訳は緑黄色野菜100g以上（ホウレンソウ1／3、人参1／2本、ピーマン3個など）、淡色野菜200g以上（キュウリ中1本、セロリ1／2本、レタス葉大3枚など）、芋類100g以上（ジャガイモ中1個弱、サツマイモ1／3本など）です。

そして、野菜や果物に多く含まれる水溶性食物繊維、ペクチン・アルギン酸、グルコマンナンなどが、有害物質を体外に排出することで、体内での活性酸素の発生が少なくなります。

また、ゴボウや芋、エビやカニなどに含まれる不溶性食物繊維、これらは、口の中でよく嚙まないと食べられません。そのため早食いによる過食を防げるとともに、水分を含んで膨張すること、胃の中にとどまる時間が長いことから、満腹感が続きやすく、肥満防止、すなわち、メタボ対策となります。

副菜2（海藻・きのこ）の効果

(1)海藻

海藻には、補酵素ミネラル、鉄・銅・亜鉛・セレン・マンガンが5つともそろっており、良質タンパク質の食材と組み合わせることで、スカベンジャー酵素が体内で合成され、悪玉活性酸素の消去に役立ちます。

とくに、ワカメは良質タンパク質で、体内でスカベンジャー酵素を合成でき、悪玉活性酸素を消去するだけでなく、活性酸素の発生源を減らしてくれるアルギン酸カリウムも含まれており、メタボ改善の効果があります。

また、ワカメ、昆布、ひじきなどに多く含まれているカルシウムは強い骨や歯を作り、イライラ予防にもなります。さらに、海藻に含まれるフコイダンは、免疫細胞の活性化で、免疫力アップに効果があります。それ以外にも、コレステロールや中性脂肪の低下、肝障害の改善などにも効果もあるといわれています。カリウムも多く、メタボによる高血圧の予防に効果があります。

(2) キノコ

キノコ類は、低カロリー。副菜にはおすすめの食材です。

キノコには「β－グルカン」が含まれており、免疫細胞を活性化して免疫力をアップする効果があります。

豊富に含まれている食物繊維は、有害物質を吸着して体外に排出してくれるので、活性酸素の発生を少なくし、エネルギーの代謝を助けます。ビタミンB_1、B_2も、糖質や脂質をエネルギーとして利用するため、メタボ対策にも欠かせません。

椎茸、シメジ、エノキ、舞茸などのキノコ類と、緑黄色野菜とが組み合わされば、ビタミンA、C、EにプラスしてB$_2$もとれるため、4種類の「スカベンジャービタミン」が勢ぞろい。活性酸素の害を消去する効果があります。

2 食後の果物・お茶のすごい効果

栄養素のかたまりである野菜ですが、中にはビタミンCの少ない野菜があります。そんなときには、ビタミンCの豊富な果物をとることで補完しましょう。代表的なものを次に挙げておきます。

●ビタミンCの少ない野菜

キヌサヤ、オクラ、キュウリ、ゴボウ、グリーンピース、サラダ菜、セロリ、大根、玉ネギ、スイートコーン、茄子、人参、ネギ、モヤシ、レタス、里芋など。

●ビタミンCの多い果物

アボカド、イチゴ、オレンジ、キウイフルーツ、夏ミカン、パイナップル、バナナ、レモンなど。

果物は、水溶性食物繊維の「ペクチン」を含有しているものが多く、有害物質を吸着し体外に排出してくれます。これによって、活性酸素が体内に発生するのを防ぎ、代謝阻害を防ぎます。

・食後のお茶で免疫力アップ！

お茶に含まれるカテキンは、スカベンジャー成分として、悪玉活性酸素を消去する働きをし、ファイトケミカルによって免疫力もアップします。

また、カテキンは、メタボ対策として、動脈硬化や心臓病の予防、糖尿病予防などの効果を発揮するほか、殺菌作用や食中毒予防が期待されています。

Ｏ－１５７に対する殺菌作用があるということで、給食にお茶を導入する学校も増えているようです。

3 メタボも伝統食で予防できる！

メタボリックシンドローム、いわゆるメタボとは、内臓脂肪症候群と称される複合生活習慣病のことで、内臓脂肪の蓄積、高血糖、高血圧、高中性脂肪、以上のうち、いずれか二つを持ち合わせた症状を指します。

厚生労働省は、男女を問わず生活習慣病を引き起こすとしてメタボの増加を抑えるために、２００８年に予防・改善を目的とする検診制度と診断基準を設け、健康保険組合などにメタボ対策を義務づけました。

近年では和食に注目が集まり、食に気をつける人も増えてきました。それでも食の欧米化によってバランスのよい日本の伝統食ではなく、メタボに陥りやすいメニューが実に多いというのが現状です。

揚げ物など高カロリー食品のとり過ぎはもちろんですが、それ以外にも遅い時間に食事をとるなど、不規則な生活もメタボにつながります。ましてや、忙しくて運動をする時間もないとなれば、内臓脂肪はたまるばかりです。そして、ひどくなるとそれが〝病気〟へとつながっていくのです。

メタボによって引き起こされる病気には、次のようなものが挙げられます。

●高尿酸血症　●高血圧症　●高脂血症　●糖尿病　●脳梗塞《のうこうそく》　など。

では、メタボを解消するためにはどうしたらいいのでしょうか。まずやるべきことは、やはり食事の改善です。日本の伝統食にならい、バランスよく栄養をとるためには食材の組み合わせも重要です。そして、ただ単に肥満を解消するのではなく、病気の予防も考えなくてはなりません。最後にそのためのポイントを3つお伝えしておきましょう。

①食べ過ぎない

当たり前のことですが、食べたいからといって必要以上に食べると、エネルギーが燃焼でききず、脂肪をためることになってしまいます。カロリー計算をして、必要なエネルギー分だけの食事を徹底しましょう。

②有害物質を取り除き、体内から排出する

有害物質は代謝阻害の原因になります。食べる前に下ごしらえをして、有害物質をしっかり取り除き、さらに、体内に入った有害物質を排出する食事をとるようにしましょう。

③糖質、脂質の効果的エネルギーを代謝させる

エネルギーの代謝促進と、内臓脂肪を燃焼する働きのある、スカベンジャーやファイトケミカルを積極的に取り入れましょう。
また、糖質と脂質の組み合わせは、よりリスクを高めます。糖質、脂質を効果的にエネルギー代謝できる組み合わせにし、適度な運動も取り入れることが大事です。

次ページからスカベンジャー食材、メタボ対策食材、免疫力をアップする食材一覧をつけましたので、組み合わせの参考にしてください。

対策	ねらい	成分	食材
スカベンジャー（悪玉活性酸素を消す）			パセリ、ピーマン、ブロッコリー、ホウレンソウ、三つ葉、芽キャベツ、モヤシ、モロヘイヤ、山芋、らっきょう、レタス、サニーレタス、レンコン ※トマト、キュウリ、大根はマンガンは少ない。
	スカベンジャービタミンがとれる（ビタミンA、B_2、C、E）	ビタミンA、C、E（B_2は良質タンパク質にある）	ビタミンA、C、Eを多く含むファイトケミカル野菜（アサツキ、明日葉、サヤエンドウ、カブの葉、クレソン、小松菜、シソ、春菊、シシトウガラシ、セリ、大根の葉、カイワレ、チンゲンサイ、ミニトマト、ニラ、ニンニクの茎、ネギの葉、野沢菜、パセリ、赤ピーマン、ブロッコリー、ホウレンソウ、三つ葉、芽キャベツ、モロヘイヤ、わけぎ、水菜）
		ビタミンA、E（Cは食後の果物、かんきつ類、キウイなどで）	ビタミンA、Eを多く含むファイトケミカル野菜（グリーンアスパラ、オクラ、トマト、人参、ピーマン（緑）、サラダ菜、サニーレタス）
	スカベンジャー成分がとれる	ポリフェノール	ファイトケミカル野菜など（フラボノイド）、赤ワイン・ブルーベリーなど、緑茶など、ゴボウ・サツマイモ・コーヒーなど（クロロゲン酸）、大豆など（イソフラボン）、ゴマなど（セサミン）、カレー粉など（クルクミン）
		含硫化合物	ブロッコリーなど（スルフォラファン）、ニンニクなど（チルシステインスルホキシド）
		カロチノイド	人参、カボチャなど（β-カロテン）、トマト、スイカかなど（リコピン）、鮭など（アスタキサンチン）
		その他	ブロッコリー、ホウレンソウなど（グルタチオン）

スカベンジャー（活性酸素を除去する）食材

対策	ねらい	成分	食材
悪玉活性酸素を体外に出す	不溶性食物繊維による吸着	セルロース	ほとんどのファイトケミカル野菜、海藻類（昆布、めかぶ、もずく、ワカメ、あおのり、ひじきなど）
		リグニン	ゴボウ、豆など
		アルギン酸	海藻（のり、ひじきなど）
		ペクチン	果物類（キウイ、りんごなど）
	水溶性食物繊維による吸着	リグナン	ゴマなど
		ムチン	ヌルヌル野菜（山芋、オクラ、モロヘイヤ、里芋、ナメコなど）
		アルギン酸	ヌルヌル海藻（めかぶ、昆布、もずく、ワカメ、ひじきなど）
		フコイダン	ヌルヌル海藻（ワカメ、もずく、ひじき、昆布など）
		マンナン	レンコン、コンニャクなど
		コンドロイチン硫酸	ネバネバ食品（納豆、オクラなど）
		イヌリン	ゴボウなど
スカベンジャー（悪玉活性酸素を消す）	スカベンジャー酵素を作る 良質タンパク質＋補酵素（ミネラル、鉄、銅、亜鉛、マンガン、セレン）	良質タンパク質（アミノ酸スコア100）	肉類（＝牛肉、豚肉、豚レバー、鶏肉、鶏レバー、ハム、ベーコンなど）、魚介類（＝アジ、イワシ、シラス干し、カジキ、カツオ、カマス、カレイ、鮭〈生〉、サワラ、サンマ、タラコ、ヒラメ、ブリ、ハマチ、本マグロ、メバル、シジミ、かまぼこなど）、大豆製品（＝豆腐、油揚げ、納豆、おから、ゆば、豆乳など）、鶏卵
		補酵素（良質タンパク質で不足しているミネラルはマンガンのみ）	マンガンを多く含むファイトケミカル野菜（明日葉、グリーンアスパラ、枝豆、オクラ、カボチャ、カリフラワー、キャベツ、ゴボウ、小松菜、サヤインゲン、サヤエンドウ、サツマイモ、里芋、シソ、ジャガイモ、セロリ、空豆、玉ねぎ、チンゲンサイ、トマト、茄子、ニガウリ、ニラ、人参、ニンニク、ネギ、白菜、

対策	ねらい	成分	食材
糖尿病予防	高血圧予防	不溶性食物繊維	スカベンジャー食材の不溶性食物繊維成分のリグニン、アルギン酸を含む食材
		水溶性食物繊維	スカベンジャー食材の水溶性食物繊維成分のペクチン、リグナン、ムチン、アルギン酸、フコイダンを含む食材
		その他	スカベンジャー食材のファイトケミカル野菜の玉ネギ、ブロッコリー、オクラ、サツマイモ、大和芋、ニガウリ、里芋、キノコ類のナメコ、舞茸など
高血圧予防	ナトリウム排出	不溶性食物繊維	スカベンジャー食材の不溶性食物繊維成分のリグニン、アルギン酸を含む食材
		水溶性食物繊維	スカベンジャー食材の水溶性食物繊維を含む食材すべて（ヌルヌル野菜、ヌルヌル海藻など）
	カリウム排出	カリウム	スカベンジャー食材のファイトケミカル野菜・果物。特に玉ネギ、人参、ブロッコリー、キュウリ、ホウレンソウ、ジャガイモ、サツマイモ、大和芋、里芋、椎茸、ナメコ、舞茸など

メタボ対策食材

対策	ねらい	成分	食材
肥満防止対策	摂取エネルギー減少	不溶性食物繊維	スカベンジャー食材の不溶性食物繊維を含む食材すべて(野菜類・海藻類すべて)
	有害物質の排出(エネルギー代謝の障害を除く)	不溶性食物繊維	スカベンジャー食材の不溶性食物繊維を含む食材すべて(野菜類・海藻類すべて)
		水溶性食物繊維	スカベンジャー食材の水溶性食物繊維を含む食材すべて(ヌルヌル野菜・ヌルヌル海藻など)
	糖質、脂質の代謝	ビタミンB群(ビタミンB_1、B_2、B_6、ナイアシン、パントテン酸)	スカベンジャー食材の良質タンパク質と免疫力アップ食材中のキノコとファイトケミカル野菜(特にサツマイモ、ブロッコリー、芽キャベツ、空豆など)
動脈硬化予防	抗酸化作用	β―カロテン、ビタミンC、E	スカベンジャー食材のβ-カロテン、ビタミンA、C、E含有のファイトケミカル野菜
		EPA、DHA	スカベンジャー食材の良質タンパク質の魚介類の青魚(アジ、イワシ、サケ、サワラ、サンマ、ブリ、ハマチ、本マグロ)
	コレステロール排出	不溶性食物繊維	スカベンジャー食材の不溶性食物繊維成分のリグニン、アルギン酸を含む食材
		水溶性食物繊維	スカベンジャー食材の水溶性食物繊維成分のペクチン、リグナン、ムチン、アルギン酸、フコイダンを含む食材
		その他	ファイトケミカル野菜のピーマン、里芋、玉ねぎ、ブロッコリー、キャベツ、茄子、オクラ、カボチャ、サツマイモ、トマト、大和芋など

免疫力をアップする食材

対策	ねらい	成分		食材
免疫力アップ	免疫細胞強化	良質タンパク質		スカベンジャー食材の肉類、魚介類、鶏卵、大豆製品
	活性酸素から細胞を守る	ファイトケミカル		スカベンジャー食材のファイトケミカル野菜、特にゴボウ、サツマイモ、里芋、玉ネギ、人参、ニンニク、キノコ、ブロッコリー、レンコン、芽キャベツ
	免疫機能を守る	フコイダンなど		スカベンジャー食材のヌルヌル海藻（めかぶ、昆布、もずく、ワカメ、ひじきなど）
		ムチンなど		スカベンジャー食材のヌルヌル野菜（山芋、オクラ、モロヘイヤ、里芋、ナメコなど）
	活性酸素を消し免疫力アップ	β-グルカン		キノコ類（シメジ、椎茸、舞茸、エノキ茸、ナメコ、松茸、キクラゲ）
	免疫細胞の活性化	発酵成分	乳酸菌	乳酸菌
			フラボノイド	味噌
			アルギニン	納豆

巻末付録

免疫力アップのおすすめレシピ

- 料理例の材料はすべて2人前です。
- 塩の適正量は人によって異なりますので、適量、少量としました。
- 各料理の中の、「食材に含まれるスカベンジャー成分」の表の見方については、次の通りです。

どの食材にもタンパク質、ビタミン類、ミネラルなどが、多かれ少なかれ含まれていますが、とくに、スカベンジャー酵素が、【一定量】より含まれている場合（食材100g中）には、○をつけました。

参考：『五訂増補日本食品標準成分表』（文部科学省／科学技術・学術審議会・資源調査文科会編）と『食品の微量元素含量表』（鈴木泰夫編、第一出版）の成分量

【一定量】を超える場合○

良質タンパク質	アミノ酸スコア	100に近い場合
ミネラル	鉄	0.5mg以上の場合
	亜鉛	0.5mg以上の場合
	銅	0.05mg以上の場合
	マンガン	0.1mg以上の場合
	セレン	2μg以上の場合
ビタミン	A	（植物性）カロテン300μg以上の場合
		（動物性）レチノール当量40μg以上の場合
	B_2	0.05mg以上の場合
	C	20mg以上の場合
	E	0.5mg以上の場合

献立例
1

小松菜と油揚げの煮びたし

カルシウム豊富で免疫力アップ！

［作り方］

①小松菜は2㎝くらいの長さに切ったあと、たっぷりの湯でゆでて冷水に取り、軽く水気を切る。

②油揚げは熱湯をまわしかけ油抜きをし、縦半分に切り、5㎜幅に切る。

③鍋にだし汁としょうゆ、みりんを合わせ、ひと煮立ちさせる。油揚げを入れて3分ほど煮て、小松菜と塩を入れてさっと煮る。

材料

- 小松菜……………3/4束
- 油揚げ……………1枚
- だし汁……………200ml
- しょうゆ…………小さじ2⅓
- みりん……………大さじ1/2
- 塩…………………適量

［免疫力をアップさせる成分］
・油揚げ………良質タンパク質
・小松菜……β-カロテン成分

［ポイント］
葉物をゆでるとき、塩を少し入れた熱湯で色よくゆでることが多いですが、塩を入れないでゆでてもあまり色に差はありません。かえって塩を入れないほうが、残留農薬は減るようです。

●食材に含まれるスカベンジャー成分

成分＼食材	スカベンジャー酵素						スカベンジャービタミン			
	アポ酵素成分	補酵素成分								
	良質タンパク質	鉄	亜鉛	銅	マンガン	セレン	A	B2	C	E
油揚げ	○	○	○	○	○	○	－	－	－	○
小松菜	－	○	－	○	○	○	○	○	○	○

献立例 2

キュウリとワカメの酢の物

さっぱり食べられる酢の物。
合わせ酢は万能の調味料

［作り方］

①ワカメは水につけてもどし、さっと熱湯をかけて水に取り、3cmの長さに切る。
②キュウリは薄い小口切りにし、塩水に5分ほどつけて、水気をしぼる。
③シラス干しはさっと熱湯をかけ、水気を切る。
④ショウガは皮をむき、千切りにして水にさらし、水気を切る。
⑤キュウリ、ワカメ、シラス干しを合わせて、A（三杯酢）で和える。器に盛り、ショウガを天盛りする。

材料

- キュウリ……………………1本
- ワカメ（乾燥）……………2.5g
- シラス干し…………………20g
- ショウガ……………………1/2片
- 塩……………………………少々
- A（三杯酢）
  - 酢…………大さじ1
  - 砂糖………大さじ1弱
  - しょうゆ……小さじ弱
  - 塩…………適量

［免疫力をアップさせる成分］
・キュウリ……ククルビタシン成分
・ワカメ……フコイダン成分
・シラス干し……良質タンパク質
・ショウガ……ジンゲロール成分

●食材に含まれるスカベンジャー成分

成分／食材	スカベンジャー酵素						スカベンジャービタミン			
	アポ酵素成分	補酵素成分								
	良質タンパク質	鉄	亜鉛	銅	マンガン	セレン	A	B_2	C	E
キュウリ	―	―	―	○	―	○	○	―	―	―
ワカメ	―	○	○	○	○	○	○	○	○	○
シラス干し	○	○	○	○	○	○	○	○	―	○
ショウガ	―	○	―	○	○	―	―	―	―	―

献立例 3

ひじきと油揚げの煮物

レンコンのシャキシャキがおいしい
おなじみの定番料理

［作り方］

①ひじきは洗ってゴミを取り除き、たっぷりの水に10～15分つけて柔らかくもどし、水気を切る。
②油揚げは熱湯をかけて油抜きし、1㎝幅の短冊に切る。
③鍋にサラダ油を熱してひじきを炒め、そこに油揚げとだし汁を加えて煮る。沸騰したらアクを取り、砂糖を入れ、落としブタをして中火で煮て甘みを含ませる。
④しょうゆ、みりんを入れ、再び落としブタをして、中火で長めに煮る。
⑤レンコンは皮をむいて4つ割りにしたあと、薄切りにして酢水にさらしておく。人参も皮をむいて4つ割りにしてからいちょう切りにし、レンコンとともにサラダ油でシャキッと炒め、④に

材料

- ひじき（乾物）……20g
- 油揚げ……1/2枚
- レンコン……小1/2節
- 人参……1/2本
- ショウガ……適量
- だし汁……1カップ
- 砂糖……大さじ1強
- しょうゆ……大さじ1強
- みりん……大さじ1/2
- サラダ油……大さじ1+1

加える。

⑥煮汁がはじめの半分ほどになるまで煮しめたあと、器に盛る。ショウガは皮をむいておろし、汁をしぼってまわしかける。

［免疫力をアップさせる成分］

- 油揚げ……良質タンパク質
- ひじき……フコキサンチン成分
- レンコン……ムチン成分
- 人参……β-カロテン成分
- ショウガ……ジンゲロール成分

［ひと口メモ］

この料理は、良質タンパク質の一品（たとえば、イワシのバター焼き、レモンがけ）を組み合わせると体内でスカベンジャー酵素を作ります。スカベンジャービタミンもとれ、完全なスカベンジャー料理になります。

●食材に含まれるスカベンジャー成分

成分	スカベンジャー酵素						スカベンジャービタミン			
	アポ酵素成分	補酵素成分								
食材	良質タンパク質	鉄	亜鉛	銅	マンガン	セレン	A	B2	C	E
油揚げ	○	○	○	○	○	○	−	−	−	○
ひじき	−	○	○	○	○	○	○	○	−	○
レンコン	−	○	−	○	○	−	−	−	○	○
人参	−	−	−	−	○	−	○	−	−	○
ショウガ	−	○	−	○	○	−	−	−	−	−

献立例 4

豚汁

心も体も温まる栄養満点の一杯

［作り方］

①豚肉は2㎝幅に切る。
②大根、人参は皮をむき、5㎜厚さのいちょう切りにする。
③ゴボウは水を流しながらタワシでこすって洗い、薄く切って水につけてアク抜きする。
④ジャガイモは芽や緑色の部分を取り除き、皮をむいて5㎜厚さのいちょう切りにし、水にさらす。
⑤ネギは3㎝長さの斜め切りにする。
⑥コンニャクは一口大にちぎり、さっとゆでる。
⑦鍋にサラダ油を熱し、豚肉、②と水気を切った③④⑥を炒め、油が全体にまわったら、だし汁を加えて煮立てる。アクをすくい取りながら、野菜がやわらかくなるまで煮る。

材料

- 豚肉（薄切り）……80g
- 大根……5cm
- 人参……1/2本
- ゴボウ……1/3本
- ジャガイモ……大1個
- コンニャク……50g
- 長ネギ……1/4本
- だし汁……カップ2
- 味噌……50g
- サラダ油……大さじ1

⑧小さなボウルに味噌を入れ、煮汁を少量すくって入れ、溶き混ぜる。
⑨⑦に⑧を入れて混ぜ、⑤のネギを加えてひと煮立ちさせる。

［免疫力をアップさせる成分］

- 豚肉……良質タンパク質
- 味噌……フラボノイド成分
- ジャガイモ……クロロゲン酸成分
- 大根……イソチオシアネート成分
- 人参……β-カロテン成分
- ゴボウ……イヌリンやアルクチン酸成分
- 長ネギ……アリシン成分

●食材に含まれるスカベンジャー成分

成分／食材	スカベンジャー酵素						スカベンジャービタミン			
	アポ酵素成分	補酵素成分								
	良質タンパク質	鉄	亜鉛	銅	マンガン	セレン	A	B2	C	E
豚肉	○	○	○	○	－	○	－	○	－	－
味噌	－	○	○	○	○	○	－	○	－	○
ジャガイモ	－	－	－	－	○	－	－	－	○	－
大根	－	－	－	－	－	○	－	－	－	－
人参	－	－	－	－	○	－	○	－	－	○
ゴボウ	－	○	○	○	○	○	－	－	－	○
長ネギ	－	－	－	－	○	○	－	－	－	－

献立例
5

タラちり

スカベンジャービタミン＋良質タンパク質がしっかりとれる！

［作り方］

①昆布をきつくしぼったぬれ布巾でふき、土鍋に入れる。水を入れ、1時間ほど置いて旨味を出す。

②タラは大きめに切り、熱湯をかける。

③豆腐は水につけたあと取り出して適当に切り分け、大根は皮をむいて千切りに。春菊はザク切りにし、さっと下ゆでする。椎茸は軸を取って十文字の切れ目を入れる。

④①にだし汁、酒、しょうゆを加えて火にかけ、煮立ったら昆布を取り出し、大根を食べる分だけ入れる。

⑤タラを食べる分ずつ入れ、浮いてくるアクをすくい取ってから、豆腐、春菊、椎茸を適量加える。火の通ったものから、ポン酢（またはスダチの絞り汁）に小口切りのアサツキなどを添えて食べる。

材料

・タラ	2切れ	・だし汁	45ml
・豆腐（絹ごし）	100g	・水	800ml
・大根	5cm	・酒	大さじ2
・春菊	1束	・しょうゆ	45ml
・椎茸	4個	・アサツキ	適量
・昆布	7cm	・ポン酢（スダチ）	適量

［免疫力をアップさせる成分］

- タラ……良質タンパク質
- 豆腐……良質タンパク質
- 昆布……フコイダン成分
- 大根……イソチオシアネート成分
- 春菊……β-カロテン成分
- 椎茸……レンチナン成分

●食材に含まれるスカベンジャー成分

食材＼成分	スカベンジャー酵素						スカベンジャービタミン			
	アポ酵素成分	補酵素成分								
	良質タンパク質	鉄	亜鉛	銅	マンガン	セレン	A	B_2	C	E
タラ	○	－	○	○	－	○	○	○	－	○
豆腐	○	○	○	○	○	○	－	－	－	○
昆布	－	○	○	○	○	○	○	○	○	○
大根	－	－	－	－	－	○	－	－	－	－
春菊	－	○	－	○	○	－	○	○	－	○
椎茸	－	－	－	○	○	－	－	○	－	－

献立例 6

けんちん汁

あまった野菜で作ってもOK！具材たっぷりの健康汁物

［作り方］

①人参、大根は皮をむいて5㎜厚さのいちょう切り、ゴボウは皮をこそげ落とし、ささがきにして酢水で15分間アク抜きする。

②里芋はよく洗って泥を落とす。皮をむいて8㎜厚さの輪切りにして、さっとゆでる。コンニャクは短冊切りにしてさっとゆでる。豆腐は軽く水切りし、粗くほぐす。干し椎茸は水に浸してもどし、軸を切り落として細切りにする。

③鍋にごま油を熱し、中火で人参、里芋、干し椎茸、コンニャク、豆腐、ゴボウ、大根を炒め、だし汁を入れる。

④煮立ったら浮いたアクをすくい、弱火にして、酒、塩を加え、野菜がやわらかくなるまで煮る。最後にしょうゆで味をととのえ、葉ネギの小口切りを加えて火を止める。

材料

- 豆腐（木綿）…………100g
- 人参…………………1/3本
- ゴボウ………………1/4本
- 大根…………………3cm
- 干し椎茸……………2枚
- 里芋…………………2個
- コンニャク…………1/2枚
- 葉ネギ………………1/2本
- ごま油、酒………各大さじ1
- だし汁………………カップ2
- しょうゆ……………大さじ1/2
- 塩……………………少量

［免疫力をアップさせる成分］

- 豆腐……良質タンパク質
- 人参……β-カロテン成分
- ゴボウ……イヌリンやアルクチン酸成分
- 大根……イソチオシアネート成分
- 椎茸……レンチナン成分
- 里芋……ガラクタンやムチン成分
- 葉ネギ……アリシン成分

●食材に含まれるスカベンジャー成分

成分 / 食材	スカベンジャー酵素						スカベンジャービタミン			
	アポ酵素成分	補酵素成分								
	良質タンパク質	鉄	亜鉛	銅	マンガン	セレン	A	B2	C	E
豆腐	○	○	○	○	○	○	–	–	–	○
人参	–	–	–	–	○	–	○	–	–	○
ゴボウ	–	○	○	○	○	○	–	–	–	○
大根	–	–	–	–	–	○	–	–	–	–
干し椎茸	–	–	–	○	○	–	–	○	–	–
里芋	–	○	–	○	○	○	–	–	–	○
葉ネギ	–	○	–	–	○	○	○	○	○	○

献立例
7

いり豆腐

やさしい味わい、豆腐と野菜。
食欲不振のときにもおすすめ

[作り方]

①豆腐は粗くほぐしながら熱湯に入れてゆで、冷めたら水気を切る。
②鶏ひき肉はさっと湯通しする。
③干し椎茸は水に浸してもどし、軸を切り落として細切りにし、人参は皮をむいて細く切る。サヤインゲンは筋を取ってさっと塩ゆでして細切りにする。
④鍋にサラダ油を熱し、鶏ひき肉、人参、干し椎茸を炒め、サヤインゲン、豆腐を加えてさらに炒める。
⑤④にAを入れて、汁気がなくなりパラッとするまで炒める。
⑥卵を溶きほぐして⑤に加え、手早く炒りあげて火を止める。

材料

- 豆腐(木綿)…………1丁
- 卵……………………1/2個
- 鶏ひき肉……………50g
- 人参…………………2cm
- 干し椎茸……………1枚
- サヤインゲン………2本
- A
  - 砂糖………大さじ1/2
  - みりん……小さじ1
  - しょうゆ……大さじ1½
  - 塩…………適量
- サラダ油………大さじ1
- 塩………………少々

［免疫力をアップさせる成分］

- 豆腐……良質タンパク質
- 卵……良質タンパク質
- 鶏ひき肉……良質タンパク質
- 人参……β-カロテン成分
- 干し椎茸……レンチナン成分
- サヤインゲン……β-カロテン成分

［ひと口メモ］

ビタミンCを多く含有している一品（たとえば、ゆでキャベツの甘酢和え）を組み合わせれば、完全なスカベンジャー料理となります。なお、卵にはキサントフィルというスカベンジャー成分が含まれています。

●食材に含まれるスカベンジャー成分

成分＼食材	スカベンジャー酵素						スカベンジャービタミン			
	アポ酵素成分	補酵素成分								
	良質タンパク質	鉄	亜鉛	銅	マンガン	セレン	A	B2	C	E
豆腐	○	○	○	○	○	○	－	－	－	○
卵	○	○	○	○	－	○	○	○	－	○
鶏ひき肉	○	○	○	○	－	○	○	○	－	○
人参	－	－	－	－	○	－	○	－	－	○
干し椎茸	－	－	－	○	○	－	－	○	－	－
サヤインゲン	－	○	－	○	○	○	○	○	－	○

献立例 8

茶わん蒸し

大人も子どもも大好き！免疫力アップに最適な一品

作り方

①だし汁に塩、しょうゆ（小さじ1／2）を合わせ、割りほぐした卵に加え、目の細かい万能こし器でこす。

②鶏肉は一口大に切り、調味液（しょうゆ小さじ2、酒）に漬けて下味をつける。椎茸は軸を取り、大きければ2つにそぎ切りにする。かまぼこは薄く切り、さっと湯通しし、ミツバは3cm長さに切り、さっとゆでこぼす。ギンナンは塩ゆでして薄皮をむき、2つの器にミツバ以外の具を分けて入れる。

③①を器に注ぎ、蒸し器に入れて強火で約2分。中火よりやや弱めの火で約10分蒸し、火を止める直前にミツバをのせる。

材料

- 卵……………………2個
- 鶏肉…………………50g
- かまぼこ……………2cm
- 椎茸…………………2枚
- ギンナン……………2個
- ミツバ………………1/3束
- だし汁………100ml
- しょうゆ……小さじ2½
- 酒…………大さじ1/2
- 塩…………少量

［免疫力をアップさせる成分］

- 椎茸……レンチナン成分
- ミツバ……β-カロテン成分
- 卵……良質タンパク質
- 鶏肉……良質タンパク質

●食材に含まれるスカベンジャー成分

成分＼食材	スカベンジャー酵素						スカベンジャービタミン			
	アポ酵素成分	補酵素成分								
	良質タンパク質	鉄	亜鉛	銅	マンガン	セレン	A	B_2	C	E
卵	○	○	○	○	－	○	○	○	－	○
鶏肉	○	○	○	○	－	○	○	○	－	○
かまぼこ	○	－	－	－	－	○	－	－	－	－
椎茸	－	－	－	○	○	－	－	○	－	－
ミツバ	－	○	－	○	○	－	○	○	○	○
ギンナン	－	－	－	○	○	○	○	○	－	○

献立例 9

筑前煮

食感も楽しめる！ ご飯もすすむおかずの定番

［作り方］

①鶏肉は一口大に切り、下味（10倍に薄めたしょうゆ、分量外）をつける。
②ゴボウは包丁の背で皮をこそげ取り、レンコンは皮をむいて、ゴボウとともに乱切りにして水にさらす。大根、人参は皮をむき乱切りにする。コンニャクは一口大にちぎり、さっとゆでる。キヌサヤは筋を取ってゆでる。
③鍋にサラダ油を熱し、鶏肉を炒め、キヌサヤ以外の材料を加えて、さっと炒める。
④③にだし汁とAを加え、煮立ったらアクを取り除き、落としブタをして弱火にする。全体に煮汁がまわるようにして煮含める。最後にキヌサヤを加える。

材料

•鶏肉	200g	•だし汁	200ml
•大根	5cm	•A 砂糖	大さじ1½
•人参	1/2本	しょうゆ	大さじ2½
•ゴボウ	1/2本	酒	大さじ2
•レンコン	小1節	みりん	大さじ2
•キヌサヤ	4枚	塩	適量
•コンニャク	100g	•サラダ油	大さじ1

［免疫力をアップさせる成分］

- 鶏肉……良質タンパク質
- 大根……イソチオシアネート成分
- 人参……β-カロテン成分
- ゴボウ……イヌリンやアルクチン成分
- レンコン……ムチン成分
- キヌサヤ……β-カロテン成分

●食材に含まれるスカベンジャー成分

成分／食材	スカベンジャー酵素						スカベンジャービタミン			
	アポ酵素成分	補酵素成分								
	良質タンパク質	鉄	亜鉛	銅	マンガン	セレン	A	B_2	C	E
鶏肉	○	○	○	○	－	○	○	○	－	○
大根	－	－	－	－	－	○	－	－	－	－
人参	－	－	－	－	○	－	○	－	－	○
ゴボウ	－	○	○	○	○	○	－	－	－	○
レンコン	－	○	－	○	○	－	－	－	○	○
コンニャク	－	－	－	－	－	○	－	－	－	－
キヌサヤ	－	○	○	○	○	－	○	○	○	○

献立例 10

ホウレンソウのおひたし

驚くほど簡単だけど
最強のスカベンジャー料理！

［作り方］

①ホウレンソウはきれいに洗って、3cmの長さに切ってから、たっぷりの湯でゆで、冷水に取ってゆるめに絞る。

②Aを合わせ、1／3の量をホウレンソウにかけて軽くしぼる、器に盛り残りの汁をかけ、削り節をたっぷりとかける。

材料

- ホウレンソウ…………5株
- 削り節…………………適量
- A
  - だし汁…………………8ml
  - しょうゆ………………8ml
  - 塩………………………少量

［免疫力をアップさせる成分］

- ホウレンソウ……β-カロテン成分
- 削り節……良質タンパク質

［ポイント］

この料理は、体内でスカベンジャー酵素を作り、スカベンジャービタミンも摂取できる完全なスカベンジャー料理です。

●食材に含まれるスカベンジャー成分

成分	スカベンジャー酵素						スカベンジャービタミン			
	アポ酵素成分	補酵素成分								
食材	良質タンパク質	鉄	亜鉛	銅	マンガン	セレン	A	B_2	C	E
ホウレンソウ	－	○	○	○	○	－	○	○	○	○
削り節	○	○	○	○	－	○	－	○	－	○

本書は、本文庫のために書き下ろされたものです。

増尾　清（ますお・きよし）

1925年東京生まれ。元東京都消費者センター試験研究室長。台所でできる添加物・農薬など有害物質の簡単な落とし方を提案。その的確な指導内容には、消費者だけでなく企業も常に注目している。著述に超多忙の毎日を送るかたわら、週5回のペースで近所のスーパーやコンビニエンスストアに通い、最新の食の研究に余念がない。

主な著作に、ベストセラーになった『危ない食品たべてませんか』（三笠書房《知的生きかた文庫》）をはじめ、『[最新版]家庭でできる食品添加物・農薬を落とす方法』（PHP研究所）、『10歳若返る！　アンチエイジング食事法』（KADOKAWA）、『「ひと手間30秒」農薬・添加物を消す安全食事法』（静山社）など、多数がある。

知的生きかた文庫

免疫力《めんえきりょく》を上《あ》げる　食《た》べ物《もの》の組《く》み合《あ》わせ

著　者　増尾《ますお》　清《きよし》

発行者　押鐘太陽

発行所　株式会社三笠書房

〒一〇二—〇〇七二　東京都千代田区飯田橋三—三—一

電話〇三—五二二六—五七三四〈営業部〉

〇三—五二二六—五七三一〈編集部〉

http://www.mikasashobo.co.jp

印刷　誠宏印刷

製本　若林製本工場

ISBN978-4-8379-8485-6 C0177

知的生きかた文庫

40歳からは食べ方を変えなさい！
済陽高穂

ガン治療の名医が、長年の食療法研究をもとに「40歳から若くなる食習慣」を紹介。りんご＋蜂蜜、焼き魚＋レモン……「やせる食べ方」「若返る食べ方」満載！

40代からの「太らない体」のつくり方
満尾 正

「ポッコリお腹」の解消には激しい運動も厳しい食事制限も不要です！ 若返りホルモン「DHEA」の分泌が盛んになれば誰でも「脂肪が燃えやすい体」に。その方法を一挙公開！

疲れない体をつくる免疫力
安保 徹

免疫学の世界的権威・安保徹先生が、「疲れない体」をつくる生活習慣をわかりやすく解説。ちょっとした工夫で、免疫力が高まり、「病気にならない体」が手に入る！

行ってはいけない外食
南 清貴

ファミリーディナー、サラリーマンランチに潜む意外な危険がわかる本！ 今からでも間に合う「安全」「安心」な選び方、教えます。

食べても食べても太らない法
菊池真由子

ハラミよりロース、キュウリよりキャベツ、ケーキよりシュークリーム……ちょっとした選び方の工夫で、もう太らない！ 管理栄養士が教える簡単ダイエット。

C50323

知的生きかた文庫

定評のある **東城百合子の本**

食生活が人生を変える

「薬や病院にたよらず健康を保ちたい人」の必読書！

- 「細胞の動きを正し、生命力を強める」食事のしかた
- 〝九十歳で若者のごとき〟長寿者に共通する生活習慣
- 治りにくい病も、肝臓、腎臓が回復すれば健康はもどる

自然療法が「体《からだ》」を変える

元気で、病気知らずの人には理由がある

- 母の末期の子宮ガンが消えてなくなった
- 医者も見放した肝硬変が驚くほどに回復
- あきらめていた子を14年目に出産
- 重症の脳卒中から救われる

食生活が子どもの人生を変える

「自然治癒力」を高めて、アレルギー、病気に負けない体と心をつくる！

- 集中力のある子どもに育つ〝玄米パワー〟
- なぜアトピー性皮膚炎の子どもが増えているのか
- 子どもが喜ぶ安全で美味しいおやつ

C30099

知的生きかた文庫

有機物質、添加物はわが家で落とせた!

危ない食品たべてませんか

増尾 清

食品添加物・農薬・BSE・ダイオキシン…

「キケンなのはわかるけど、実際にどうしたらいいの?」

〝食の安全策〟について
食品問題研究の第一人者が、すべてお答えします!

実践的な〝食の安全ガイドブック〟として
オススメです!

- 要チェック! 不安な添加物はコレだ
- 安全な「有機野菜」を手に入れたいときは?
- 遺伝子組み換え食品はなぜ不安?
- ポストハーベスト農薬ってなぁに?
- 「偽装表示」はどうして起こるのか?
- 加工食品の表示はどうなっているの?
- アレルギー食品の表示はどうなっている?
- 信頼性の高い食品を選べる「よいスーパー、よい店」とは

いつもの「食材」、
まだそのまま食べますか?

C10010